W0110310

ro
ro
ro

OCH EIN BUCH? – NOCH EIN PROGRAMM? | VORWORT V
EUFEL FETT | VORWORT DER AUTOREN | DIE GRÖSSTEN L
EN ZUM THEMA FETTVERBRENNUNG | WOHER KOMMT E
ENTLICH DAS FETT? | WIE ES NICHT GEHT | WIE ES GEHT
IR ZIEL | DENK DICH SCHLANK! | BEWEG DICH SCHLANK
S DICH SCHLANK! | HÄUFIG GESTELLTE FRAGEN | DIE AL
ATIVEN | SERVICETEIL | DIE ERSTEN 30 TAGE

**ro
ro
ro**

RORORO SPORT
HERAUSGEGEBEN VON BERND GOTTWALD

Ole Petersen · Sonia Goretzki

DER FATBURNER

DAS PROGRAMM MIT GARANTIE
FETT VERBRENNEN –
DAUERHAFT ABNEHMEN

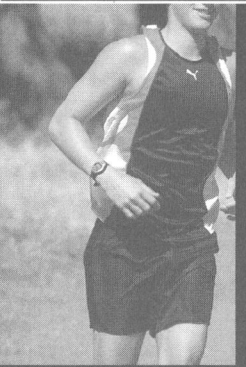

Rowohlt Taschenbuch Verlag

IN KOOPERATION MIT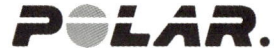

4. AUFLAGE DEZEMBER 2004

ORIGINALAUSGABE | VERÖFFENTLICHT IM ROWOHLT TASCHENBUCH VERLAG,
REINBEK BEI HAMBURG | SEPTEMBER 2001 | **COPYRIGHT** © 2001
BY ROWOHLT TASCHENBUCH VERLAG GMBH, REINBEK BEI HAMBURG |
UMSCHLAGGESTALTUNG ANY.WAY, BARBARA HANKE / CORDULA SCHMIDT |
(FOTO: THE STOCK MARKET) | **ILLUSTRATIONEN** GERDA RAICHLE | **LAYOUT**
CHRISTINE LOHMANN | **SATZ** CONCORDE POSTSCRIPT | **GESAMTHERSTELLUNG**
CLAUSEN & BOSSE, LECK | PRINTED IN GERMANY | **ISBN** 3 499 61014 0

WIR DANKEN DER FIRMA POLAR FÜR DIE BEREITSTELLUNG DER FOTOS.

INHALT

WOHER KOMMT EIGENTLICH DAS FETT?

WIE ES NICHT GEHT

NOCH EIN PROGRAMM?

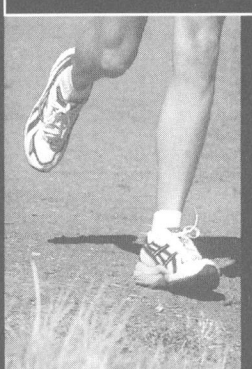

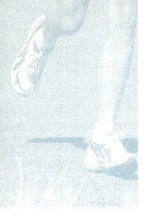

Sollen Sie noch einen Versuch starten, Ihr Fett loszuwerden? Was können die Autoren schon anderes wissen und beschreiben als Hunderte zuvor? Gibt es noch eine andere Sichtweise als die vielen widersprüchlichen Aussagen aus den Lifestyle-, Fitness- und Frauenmagazinen? Ja!

WAS IST DAS BESONDERE AN DIESEM FATBURNER?

Die Elemente **Bewegung – Ernährung – Entspannung** werden so geschickt kombiniert, dass der Fettstoffwechsel optimal angesprochen wird. Bei mehrmonatiger Anwendung verändert sich das Stoffwechselverhalten derart, dass der Körper anteilig mehr Energie aus dem Körperfett mobilisieren kann, auch wenn Sie sitzen, liegen oder arbeiten. Es schwinden nicht nur die ungeliebten Polster an den Problemzonen, sondern es steigt auch die Konzentrations- und Leistungsfähigkeit, da der Körper weniger abhängig vom permanenten Ent- und Wiederaufladen der Kohlenhydratspeicher wird. Sind Sie schließlich von einem *schlechten* zu einem *guten* Fettstoffwechsler geworden, dann sind auch Phasen, in denen man sich etwas weniger bewegt oder genussvoll schlemmt, kein Problem mehr. Keine lästigen Jo-Jo-Effekte wie bei Diäten oder intensiven Sportprogrammen, bei deren Beendung meist innerhalb kurzer Zeit die mühsam erkämpften Erfolge zunichte sind.

Das FATBURNER-Programm ist wegen des großen Erfolgs in der Schweiz auch bekannt geworden als die «Petersen-Methode». Es wird unter anderem von der schweizerischen Adipositas-Stiftung empfohlen. Über ein Netzwerk von ausgebildeten Trainern werden jeden Monat Hunderte Personen individuell betreut, über die erreichten Ziele wird eine akribische Erfolgskontrolle geführt. Hier in wenigen Zeilen die Essenz:

Körperfett bildet sich durch stetig zu viel zugeführte Nahrung. Dabei ist es nahezu unerheblich, ob es sich dabei um Kohlenhydrate, Eiweiß oder Fette handelt. Leider funktioniert dieses Prinzip umgekehrt

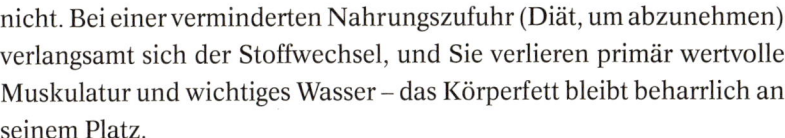

nicht. Bei einer verminderten Nahrungszufuhr (Diät, um abzunehmen) verlangsamt sich der Stoffwechsel, und Sie verlieren primär wertvolle Muskulatur und wichtiges Wasser – das Körperfett bleibt beharrlich an seinem Platz.

Es gibt nur eine Chance, Ihr Körperfett gezielt abzubauen: Sie müssen es verbrennen! Das können Sie aber nur in dem engen Pulsbereich der **F**ett**M**obilisation (= FM-Puls). Sie haben einen anderen FettMobilisations-Puls als andere Personen, denn Sie sind ein Individuum mit einem eigenen, individuellen Stoffwechsel- und Herz-Kreislauf-Verhalten. Daher können Sie Ihre Pulswerte zur Fettmobilisation nicht aus Tabellen ablesen oder mit Faustformeln berechnen, auch wenn Ihnen dies durch Pauschalempfehlungen und Halbwissen der Fitness- und Wellnessindustrie suggeriert wird. Ihren FettMobilisations-Puls können Sie durch die hier vorgestellten Testmethoden feststellen. Zuvor werden Sie Ihr persönliches Ziel hieb- und stichfest mit den richtigen Parametern (z. B. sind Körpergewicht und Body Mass Index eher ungeeignet) definieren. Nachdem Sie für Ihr individuelles Bewegungsprogramm Häufigkeit, Dauer und Bewegungsart festgelegt haben, stellen Sie einige wenige Maßnahmen für Ihre alltägliche Ernährung zusammen, und Sie haben alle «Werkzeuge» in der Hand, um Ihr figürliches Ziel zu erreichen. Da Ihr Unterbewusstsein, Ihre innere Einstellung und die daraus resultierende Willenskraft von entscheidender Bedeutung sind, lernen Sie zur Unterstützung eine einfache Art der mentalen Unterstützung kennen. Mit den Elementen Bewegung, Ernährung und Entspannung stellt das FATBURNER-Programm ein einfaches und erprobtes Maßnahmenpaket dar, welches bereits mit einem minimalen Zeitaufwand von 3 bis 4 Stunden pro Woche zum garantierten Erfolg führt.

VORWORT VON TEUFEL FETT

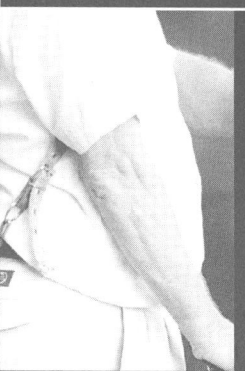

Ihr habt keine Chance, ich werde siegen!

Ihr habt keine Chance, ich werde siegen!

Ich, das Fett, bin seit Jahrzehnten erfolgreich, euch Menschen das Leben schwer zu machen. Ich weiß, ihr mögt mich nicht sonderlich und versucht mich deswegen mit allen Mitteln loszuwerden, aber so einfach lasse ich mich nicht abschütteln. Jahrtausende war ich gut für euch, als Isolationsschicht und als Energievorrat für Zeiten der Hungersnot. Nun, da ihr Kleider tragt und in geheizten Häusern wohnt, euch Nahrung im Überfluss zur Verfügung steht und ihr euch kaum noch bewegt, da wollt ihr mich möglichst schnell von eurem Körper schaffen.

Aber noch muss ich nicht um meine Existenz fürchten, im Gegenteil. Da ihr von sehr aktiven und beweglichen Jägern und Sammlern zu «Sitztieren» verkommen seid, ist kaum noch Anstrengung nötig, um mich in eurem Körper einzunisten.

Sitztiere

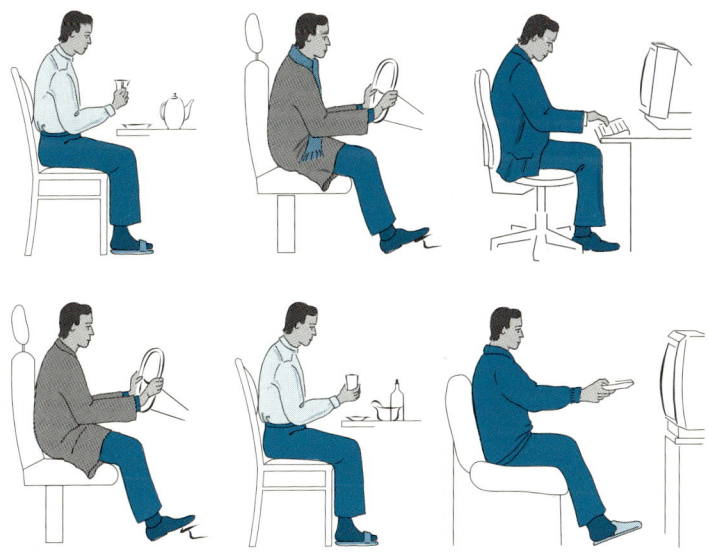

Ich mache dies vorzugsweise an den Stellen, wo ihr es gar nicht gern habt. Ihr nennt meine Langzeitlagerplätze, an denen ich mich beharrlich niederlasse, «Problemzonen» – für mich ist das kein Problem!

Eigentlich weiß ich gar nicht, warum ihr so böse seid auf mich, denn entwickeln kann ich mich nur aus dem, was ihr zu euch nehmt. Eure Medizinmänner nennen das einen «vermeidbaren Risikofaktor», dazu käme dann noch euer psychischer Stress, und dann werdet ihr ganz krank. So kann ich es euch eigentlich nicht verdenken, wenn ihr dies ändern möchtet, aber eben nur möchtet, ihr würdet gerne, aber habt ihr auch die Power dazu? Neulich war über mich zu lesen:

> ## «FETT WIRD SIEGEN
>
> Die Menschen scheinen den Krieg gegen die Fettpolster verloren zu haben. So sehen das amerikanische Ernährungswissenschaftler. Sie rechneten die Zahlen von Körpergewichtsstudien aus den Jahren 1960 bis 1991 hoch und kamen zu dem Ergebnis, dass bis zum Jahr 2230 alle Amerikaner übergewichtig seien.
>
> Amerikanische Konsumenten geben jedes Jahr 33 Milliarden Dollar für die Gewichtskontrolle aus, leider ohne bleibende Resultate. Seit 1996 haben sich 34894 Publikationen zu diesem Thema angehäuft. Die Umstellung der Lebensgewohnheiten auf einen niedrigeren Fettkonsum und mehr Bewegung könnte auf längere Sicht zwar helfen, doch dazu fehlt es den meisten Menschen an genügender Selbstdisziplin.»
> (Quelle: NZZ – Neue Zürcher Zeitung)

Sehr zutreffende Beschreibung, aber dass das mit der Bewegung drinsteht, könnte mir tatsächlich gefährlich werden. Mittlerweile haben doch einige von euch spitzgekriegt, dass das mit Diäten nicht so richtig funktioniert und ich mich hinterher erst recht immer weiter ausbreite. Durch übermäßiges Essen und Trinken habe ich z. B. in der Schweiz ein Gewicht von rund 5000 Tonnen erreicht, das hat das Bundesamt für Gesundheitswesen errechnet.

VORWORT DER AUTOREN

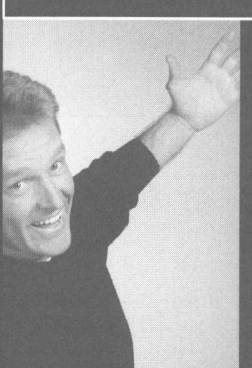

WIR GEBEN NICHT AUF!

Mit dem FATBURNER treten wir den Kampf gegen das Fett an.

Fett macht krank! Die Sterblichkeit eines stark übergewichtigen Menschen steigt um das 4,5fache im Vergleich zum Normalgewichtigen. Wie sehr es eine Person quälen kann, weiß man erst, wenn man selbst einmal darunter gelitten hat. Und es leiden viele von uns: Die Weltgesundheitsorganisation WHO beziffert im Jahre 2000 zum ersten Mal die Zahl der Übergewichtigen gleich groß wie die der Unterernährten. Von den 6 Milliarden Erdenbürgern sind eine Milliarde zu fett, Tendenz stark steigend. Die Hitliste der «fetten» Industrieländer:

➔ Kuwait
➔ Russland
➔ USA
➔ BRD: Allein 20 % der Bevölkerung, etwa 16 Mio. Deutsche, leiden an einer behandlungsbedürftigen Fettsucht (= Adipositas), weitere 30 % bzw. 24 Mio. sind «normal» übergewichtig! Es trifft mit 56 % die Männer häufiger als die Frauen mit 39 %. (Quelle: Statistisches Bundesamt, April 1999)
➔ England
➔ Frankreich
➔ Schweiz: Über 30 % bzw. 2 Millionen Schweizer sind übergewichtig, fettleibig oder stark fettleibig.

Aber das Fett führt nicht nur zu Gewichtsproblemen, sondern es korreliert je nach Ausmaß mit den so genannten Sekundärerkrankungen wie Stoffwechselstörungen (Diabetes / Zuckerkrankheit und Dyslipidämien / Fettstoffwechselstörungen) und den bekannten Herz-Kreislauf-Krankheiten (Hypertonie / Bluthochdruck und vielfältige Gefäßerkrankungen wie z.B. Arteriosklerose). Diese Krankheiten sind zu fast 60 % die Ursache dafür, dass wir sterben, lange bevor wir unser mögliches Höchstalter erreicht haben.

Besonders gefährlich wird das Fett in Verbindung mit Stress. Man spricht in der Präventivmedizin daher auch von «*Stress & Fett – das gefährliche Duett!*»

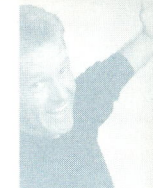

Bei Stressbelastungen führen die biochemischen Prozesse im Körper zu einer vermehrten Ablagerung von Fett in den Gefäßen. Stress gibt es heutzutage wahrlich zur Genüge: Über 70 % der Berufstätigen fühlen sich gestresst, so eine Repräsentativumfrage in Deutschland. Eigentlich arbeiten wir nicht mehr Stunden als unsere Großeltern, aber die punktuelle Belastung ist enorm gestiegen. Fernsehen, Computer und Mobiltelefon – der «Information-Overkill» verfehlt seine Wirkung durchaus nicht.

Nun geht es uns nicht um die volkswirtschaftlichen Schäden, die das Fett anrichtet, und auch nicht um Statistiken, sondern es geht in diesem Buch um Sie! Es geht darum, wie Sie Fett für immer loswerden können und dass Sie sich in Ihrem tagtäglichen Stressgewitter besser behaupten. Es geht um mehr Lebensqualität. Und was das für ein neues Lebensgefühl ist, können am besten diejenigen beschreiben, die ihre überflüssigen Pfunde Fett verloren haben (s. S. 78).

Wenn Sie die Elemente der Petersen-Methode anwenden und Sie damit die Erfahrungen von vielen hundert ehemaligen Leidenden nutzen, dann steht auch Ihrem Erfolg nichts mehr im Wege. Mit den Kenntnissen um die Stoffwechselvorgänge in unserem Körper ist es viel einfacher, Fett loszuwerden, als Sie denken. Mit dem FATBURNER eröffnen Sie sich nicht nur einen effektiven, sondern auch einen Zeit sparenden Weg zu Ihrem figürlichen Ziel.

Wunder, wie «7 kg in 7 Tagen», können wir Ihnen keine versprechen, aber echte Fettverbrennung mit spürbarem (und messbarem) Erfolg in wenigen Monaten und ohne Jo-Jo-Effekt können wir garantieren, deswegen heißt es auch «Das Programm mit Garantie».

Die Maßnahmen in den Bereichen «Bewegung – Ernährung – Entspannung» vermindern Fett und Stress, so wird es Ihnen möglich, in der gleichen Zeit sprichwörtlich «zwei Fliegen mit einer Klappe zu schlagen». Dies ist die kurzfristige Betrachtung, aber das FATBURNER-Programm hat auch langfristige Auswirkungen, schließlich geht es um Verhaltensänderungen bis ins hohe Alter. Wenn Sie die beiden Risikofaktoren Fett und Stress minimieren, besteht eine gute Chance, auch die zweite Hälfte Ihrer Lebenszeit motiviert und mit hoher Qualität zu erleben. So sehen es die Wissenschaftler der Altersforschung:

> « Ein gesunder Lebensstil (d. h. Normalgewicht, Nichtrauchen und
> regelmäßige körperliche Aktivität) im Alter von 43 bis 67 Jahren re-
> duziert die Behinderungen im hohen Alter (75 bis Tod) um die
> Hälfte und verzögert das Einsetzen einer Behinderung um etwa sie-
> ben Jahre.»
> (Quelle: Zentrum für Gerontologie an der Universität Zürich)

Das heißt im Klartext – sieben Jahre mit höherer Lebensqualität!

PRAXIS STATT THEORIE

Sie werden sich vielleicht fragen: Woher kommen die Erkenntnisse des
FATBURNER-Programms? Denn die Physiologie des Menschen
muss nicht neu erfunden werden.

Die Ursache für Übergewicht und Fettpolster ist immer ein sehr in-
dividueller Mix aus Faktoren wie z. B. Erbanlagen, Erziehung, soziales
Umfeld, mangelnde Zuneigung, Liebe und Geborgenheit, Bewegungs-
und Ernährungsverhalten.

Sie finden daher in diesem Buch keine Halbweisheiten, die Sie
schon hundertfach in Fitness-, Mode- und Frauen- wie Männerzeit-
schriften gelesen haben. Auch finden Sie keine «neuesten» Studien aus
den USA, denn es grenzt schon an leichte Ironie, dass die dickste Be-
völkerungsgruppe der Welt uns in Europa versucht beizubringen, wie
man am besten schlank wird.

Wir stützen uns ausschließlich auf die eigenen Erfahrungen unserer langjährigen Praxis mit dem Thema Fettverbrennung. In den Jahren
1988 bis 2000 haben an unserem Institut über 10000 Personen ein
mehrmonatiges Programm aus

→ Bestandsaufnahme (medizinischer Check-up)
→ individuellen Maßnahmen zu Bewegung, Ernährung und
   Entspannung und
→ Erfolgskontrolle (Re-Check)

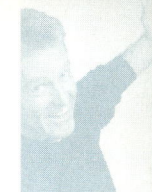

absolviert. Die Erfolgskontrolle wurde mit Messparametern wie Körperfett und Körperumfang verfolgt. Mehrere tausend Personen bauten
mit der Petersen-Methode signifikant und dauerhaft Fett ab. Durch diesen einmaligen Fundus an Daten konnten wir genau herausfiltern, welche Maßnahmen bei welchen Personengruppen zum Erfolg führen und
welche nicht. Die wichtigsten Ergebnisse haben wir für Sie im Folgenden zusammengefasst:

DIE GRÖSSTEN LEGENDEN ZUM THEMA FETTVERBRENNUNG

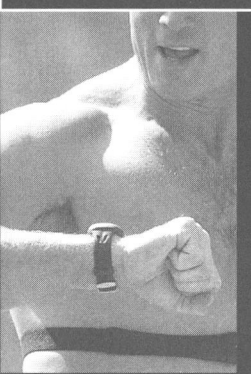

Die Erkenntnisse aus unserer Arbeit vermitteln wir täglich in Einzel-coachings an unsere Kunden und in Vorträgen an ein breites Publikum. Häufig sehen wir verdutzte Gesichter, wenn wir unsere Ausführungen präsentieren. Denn viele der pauschalen Weisheiten zum Thema Abnehmen sind in der Bevölkerung fest verankert. Wir nennen sie die «populären Irrtümer» zum Thema Abnehmen. Die beliebtesten möchten wir Ihnen nicht vorenthalten:

ERNÄHRUNGS-LEGENDEN

ERNÄHRUNGS-LEGENDEN

«Wer abnehmen will, muss weniger essen!»

Diese Annahme beruht auf der weit verbreiteten Input-Output-Theorie. Wenn die Kalorienzufuhr größer ist als der Kalorienverbrauch, wird der Kalorienüberschuss als Depotfett abgespeichert. Grundsätzlich ist dies richtig.

Doch die *Berechnungen* von Kalorienaufnahme und -verbrauch versagen kläglich, da die Stoffwechselfähigkeiten der Menschen äußerst unterschiedlich sind. Unsere Körper sind keine «Black Box», sodass alles, was man oben reinsteckt, immer zum gleichen Ergebnis führt. Vergessen Sie also die Tabellen, die Ihnen für eine Stunde Gartenarbeit das Äquivalent von z. B. zwei Joghurts erlauben. Denn folgende Beobachtungen haben Sie in Ihrem Bekannten- und Verwandtenkreis auch schon gemacht:

Es gibt Personen, die bei jeder Mahlzeit sehr große Portionen zu sich nehmen und dennoch sehr schlank sind, obwohl sie keinen Sport treiben und sich auch sonst nicht viel bewegen. Umgekehrt treffen Sie häufig auf Personen, die kaum etwas *zu sich nehmen* und dennoch stetig *zunehmen* – morgens nur ein paar Früchte, mittags ein paar Salatblättchen und abends etwas Hüttenkäse. Ungerecht und unfair, werden Sie denken. Die gute Nachricht ist: Das Stoffwechselverhalten lässt sich durch die Kombination Bewegung und Ernährung beeinflussen.

Leider grassiert der Unsinn von Diäten und Kalorienzählen unge-

brochen. Aber Achtung: Wenn Sie, um abzunehmen, die Nahrungsmenge verringern, werden Sie gleich dreifach gestraft. *Erstens* sinkt
während Zeiten verminderter Nahrungsaufnahme Ihre Leistungsfähigkeit und Konzentration. Sie werden unruhig, ungeduldig und für
Ihre Mitmenschen ungenießbar.

Zweitens verlangsamt sich Ihr Stoffwechsel und schaltet auf
«Sparflamme», die Gewichtsverluste, die Ihnen die Waage zunächst
anzeigt, sind primär der Verlust von Wasser und Muskelmasse. Dazu
verlieren Sie noch wichtige Enzyme und andere Botenstoffe.

Die *dritte* Strafe stellt sich ein, nachdem Sie gezwungenermaßen
wieder zu Ihren vorherigen Essgewohnheiten zurückkehren: Ihr Körper läuft immer noch auf Sparflamme und wandelt von der zugeführten
Nahrung mehr als nötig in Depotfette um, damit er genug Reserven für
die nächste «Hungerperiode» Diät hat.

Das Resultat: Bei vielleicht gleichem Gewicht gehen Sie mit einem
höheren Körperfettanteil aus Ihrer Diät. Kalorienzählen und Diäten
sind Unsinn – Sie benötigen für Ihre Leistungsfähigkeit und für Ihre
Psyche ausreichend Essen in Verbindung mit Genuss.

Die *gesunde Lösung* heißt: Bewegung (Fettstoffwechseltraining)
mit typgerechter Ernährung kombinieren!

«Wir essen zu viel Fett – das Fett ist schuld!»

Jahrelang hat man das Fett verteufelt. Alle gängigen Hauptnahrungs-
mittel werden daher als fettarme Variante angeboten. Fettarme Milch,
Joghurt mit 0 % Fettgehalt, fettreduzierte Eiscreme und Schokolade –
mit der Angst vor dem Fett verdienen die Nahrungsmittelkonzerne
gutes Geld.

Sicher gibt es nach wie vor Menschen, deren tägliche Aufnahme an
gesättigten Fetten zu hoch ist und die den «wahren» Fettgehalt der
Nahrungsmittel unterschätzen (siehe «Fettfallen», S. 149, und «wahrer Fettgehalt», S. 148).

In unserer Praxis haben wir eine zweite, große Personengruppe erkennen können, die ebenfalls Gewichtsprobleme hat, aber sich eigentlich recht spärlich und vor allem fettreduziert ernährt. Hier ist der hohe Zuckerkonsum (z. B. versteckte Zucker in Fertigprodukten, Limonaden usw.) das Problem und nicht das Fett. Eine stetige Zuckerzufuhr und die daraus resultierende Insulinausschüttung verursacht eine Achterbahnfahrt des Blutzuckerspiegels. Das Resultat: unnatürliche Hungersignale und eine Destabilisierung von Konzentration und Leistungsfähigkeit.

Die Lösung für diese Personengruppe lautet: Bewegung (Fettstoffwechseltraining) mit zuckerreduzierter Ernährung. Grundsätzlich das Fett als «Hauptschuldigen» darzustellen entspricht <u>nicht</u> den Essgewohnheiten einer großen Gruppe von leicht bis mäßig Übergewichtigen.

«Süßstoff und ‹Light›-Produkte helfen abzunehmen»

Durch das viele Sitzen und mangelnden Bewegungsausgleich etabliert sich bereits in jungen Jahren ein nettes Bäuchlein. Man versucht das schlechte Gewissen durch «Light»-Produkte zu beruhigen. Die Annahme, man könnte so durch sie Kalorien einsparen und daher etwas abnehmen oder zumindest das Gewicht stabil halten, entpuppt sich als Flop. Der Grund: Beim Konsum eines künstlich gesüßten Getränkes oder Nahrungsmittels wird über den süßen Geschmack im Mund die Bauchspeicheldrüse «alarmiert» und schüttet jede Menge Insulin aus. Nun kommen aber gar keine Zuckerkalorien, da Süßstoff bekanntlich und im Gegensatz zu richtigem Zucker keine Kalorien enthält. Das «fälschlich» ausgeschüttete Insulin senkt den vorhandenen Blutzucker. Ein sinkender Blutzuckerspiegel ist immer ein Alarmsignal für den Körper. Der absinkende Zuckerspiegel muss ausgeglichen werden, daher «verlangt» unser Körper nun nach Zufuhr von Nahrung – er sendet massive Hungersignale. Ein Großteil der anschließend zugeführten Nahrung landet in den Fettdepots aufgrund des überhöhten Insulinspiegels.

Süßstoffe machen dicker, indem sie Hungergefühle produzieren, die wir ohne sie nie gehabt hätten! Künstliche Süßstoffe werden seit Jahrzehnten in der Tiermast sehr erfolgreich als Appetitanreger eingesetzt, offensichtlich funktionieren sie beim Menschen gleich gut. Seit in den USA die Light-Welle grassiert, hat der durchschnittliche Amerikaner nochmals ordentlich an Depotfett zugelegt. Unsere klare Botschaft: Finger weg von künstlichen Süßstoffen und Light-Produkten!

«Es gibt Mittel, die wie Fettfresser wirken»

Es liegt in der Natur des Menschen, den Weg des geringsten Widerstands zu suchen. Eine ganze Industrie rund um den Dauerbrenner Abnehmen nutzt dieses menschliche Phänomen aus. Es ist sicher ein verlockender Gedanke, ohne Mühe, ohne Bewegung, ohne Einschränkung seine Traumfigur zu erreichen. Ohne lästige Zwischenstationen wie *Selbstdisziplin* und *Überwindung des berühmten inneren Schweinehundes*.

Unter dem Motto «Pillen gegen Polster» hat die Stiftung Warentest die 40 bekanntesten Produkte unter die Lupe genommen. Das Ergebnis ist ein Schlag ins Gesicht der Anbieter und desillusionierend für die Käufer solcher Produkte: «Die Wunderpille, die zur Model-Figur verhilft, ohne konsequent Essverhalten und Lebensstil zu ändern, gibt es nicht. Das zeigt auch unser Test. Hüten Sie sich vor Sensationspillen, die in Boulevardblättern beworben werden. Misstrauen Sie unrealistischen Vorher-nachher-Geschichten und entsprechenden Fotos. Fast immer handelt es sich um Schwindelprodukte, die mit den Sehnsüchten, Ängsten und Illusionen der Menschen spielen.» (Quelle: test 2/2001)

«Mit L-Carnitin lässt sich Fett abbauen»

Seit Mitte der neunziger Jahre wird L-Carnitin im Fitness- und Sportbereich als «das» Mittel für Fettverbrennung angeboten. L-Carnitin wirkt im Körper als so genannter Fett-Carrier. Es transportiert Fettsäuren durch die Membran der Mitochondrien (Kraftwerke der Zelle) in den Körperzellen. Somit steht es in unmittelbarem Zusammenhang mit der Verbrennung von Fett. Circa 20 g L-Carnitin sind im Körper vorhanden. L-Carnitin kann sowohl durch die Nahrung aufgenommen werden als auch vom Körper selbst aus den Aminosäuren Lysin und Methionin produziert werden (auch deswegen ist die Einnahme von hochwertigem Eiweiß zu empfehlen). Es kommt hauptsächlich in Fleisch vor (carnis = lat. Fleisch).

Bei Versuchen in der Sportmedizin ging man davon aus, dass durch eine orale Verabreichung der L-Carnitin-Spiegel erhöht und damit auch mehr Fettsäuren in die Zellen geschleust werden können. Eine Leistungssteigerung im Langzeitausdauerbereich wäre die Folge. Bei den Versuchen fand man heraus, dass etwa die Hälfte der gut trainierten Ausdauersportler auf hohe Dosen von L-Carnitin (ca. 2–4 g reines L-Carnitin pro Tag) positiv reagierten. Einige sogar mit einer Leistungssteigerung um die 10 %. Aber dies gilt eben nur für gut trainierte Ausdauersportler (ab 15–20 Stunden Training pro Woche) und nur in Verbindung mit einem intensiven Training. Ohne Bewegung wird kein Gramm Fett abgebaut!

Alles, was dann folgte, war ein schönes Beispiel, wie normale Konsumenten in die Irre geführt werden, denn nach Veröffentlichung der Studien wurde L-Carnitin als eine Art Wundermittel der Fettverbrennung angeboten: «18 % gesteigerte Fettverbrennung!», wenig später «Fettverbrennung im Schlaf!». Die am Markt angebotenen Produkte sind meist so gering dosiert (z. B. 50 mg L-Carnitin pro Lutschtablette), dass sicher keine objektive Wirkung eintreten kann, es sei denn, man schluckt gleich die ganze Packung. Des Weiteren enthalten die Produkte (Lutschtabletten, Pulver und Fertigdrinks) große Mengen Zucker und / oder Süßstoffe, welche sich kontraproduktiv auf jede Fettverbrennung auswirken. Mittlerweile werden sogar Cremes mit L-Carnitin zum Einreiben auf die Problemzonen angeboten! – eine völlig abstruse Idee, denn davon werden sich Ihre Fettpölsterchen niemals beeindrucken lassen. Nochmals in aller Deutlichkeit: Ohne Bewegung nutzen auch Unmengen von reinem L-Carnitin rein gar nichts!

Bewegungs-Legenden

«Je intensiver, desto besser!»

Viele Abnehmwillige starten ihr Bewegungsprogramm nach dem Motto «Viel hilft viel». Alte Verhaltensmuster und Erlerntes aus dem Schulsport beeinflussen dieses Denken wie auch die Werte der modernen Leistungsgesellschaft. «Von nichts kommt nichts» – und so verwundert es kaum, dass trotz aller positiven Empfehlungen und Ratschläge vor allem Männer im besten Alter schwer hechelnd und keuchend durch Städteparks und Wälder rennen.

Ein intensives Training basiert hauptsächlich auf dem Kohlenhydratstoffwechsel. Dabei werden die Kohlenhydrate aus Muskulatur und Leber entleert, der Blutzuckerspiegel sinkt, und nach einer etwa halbstündigen Erholungsphase wird der massiv einsetzende Hunger befriedigt, sprich die Kohlenhydratspeicher wieder aufgeladen. Den Fettstoffwechsel tangiert diese Art des Trainierens recht wenig.

«Es kommt auf die Menge der verbrannten Kalorien an!»

Diese Annahme beruht ebenfalls auf der Input-Output-Theorie. Seit einiger Zeit wird in vielen Fitnessmagazinen und -centern die Botschaft verbreitet «… das Locker- und Leichttraining ist out», die Menge der verbrannten Kalorien sei allein entscheidend – es wird gehüpft und gestrampelt, was das Zeug hält.

Die Lösung der Gewichts- und Figurprobleme sei die «negative Energiebilanz». Mehr Kalorien verbrauchen als aufnehmen und dann wird der Körper automatisch gezwungen, die fehlende Energie aus den Fetten zu nehmen, der so genannte Nachverbrennungseffekt.

Auf den ersten Blick klingt das alles recht logisch. Bei einer fitten und gut trainierten Person mit Lieblingshobby Fitness lassen sich auch so mäßige Erfolge erzielen, doch für eine übergewichtige Person ist ein solches Vorgehen kontraproduktiv. Dies liegt daran, dass der Körper einer übergewichtigen Person nicht über ausreichend Fett lösende Hormone und Enzyme verfügt. Kurze Zeit nach einem intensiven Training wird daher der Körper mit einer ganzen Orgie an Hungersignalen auf das Wiederauffüllen seiner Kohlenhydratspeicher drängen. Auch bleiben übergewichtige Personen selten länger als 3 bis 6 Monate bei dieser Art Training, weil es ihnen schlicht und ergreifend auf Dauer zu anstrengend ist, es macht keinen Spaß!

Aber der entscheidende Punkt ist: Es kommt überhaupt nicht auf die Menge der Kalorien an, die während eines Trainings bzw. mit der Bewegung verbrannt wird! Es kommt darauf an, einer übergewichtigen Person den Weg zu den Fettdepots hormonell und enzymatisch «freizuschaufeln».

Werden Sie von einem *schlechten* bzw. mäßigen Fettstoffwechsler zu einem *guten* Fettstoffwechsler! Erhöhen Sie die Menge Ihrer Fett lösenden Hormone und Enzyme, denn dann verbrauchen Sie in den 23 Stunden am Tag, an denen kein Training stattfindet, im Sitzen, Liegen und Stehen anteilig mehr Fett als vorher. Insgesamt vor allem viel mehr als in der einen Stunde Training. Die nötigen Hormone und Enzyme bilden Sie durch ein ruhiges und moderates, aber langes und regelmäßig durchgeführtes Fettstoffwechseltraining.

«Man sollte sich beim Ausdauersport noch unterhalten können, dann wird Fett verbrannt»

Diesen Ratschlag findet man in jedem zweiten Artikel bzw. Buch zu diesem Thema, genauso wie die pauschale Empfehlung «Laufen Sie aerob, d. h. im Sauerstoffüberschuss, und Sie verbrennen Ihr Fett». Aerob (= mit Luft) und anaerob (= ohne Luft) bezieht sich auf die Sauerstoffversorgung in der Muskulatur bei Bewegung. In der Tat lässt sich mit obigem Ratschlag der Unterschied in etwa herausfinden, und viele Fitnessanhänger befolgen ihn. Dies sagt jedoch noch nichts über das

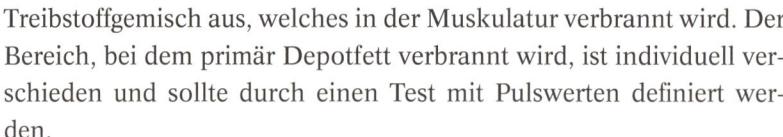

Treibstoffgemisch aus, welches in der Muskulatur verbrannt wird. Der Bereich, bei dem primär Depotfett verbrannt wird, ist individuell verschieden und sollte durch einen Test mit Pulswerten definiert werden.

> **« Die Pulswerte für Fettverbrennung lassen sich mit der Faustformel 220 minus Alter mal 0,6 bestimmen »**

Sämtliche Formeln und Berechnungen für Pulswerte leiten sich aus der Urmutter aller Pulsformeln ab:

220 minus Alter = theoretische maximale Herzfrequenz.

Von dieser theoretischen maximalen Herzfrequenz werden dann meist irgendwelche Prozentwerte abgezogen. So weit die Theorie – in unserer Praxis zeigt sich nun ein gänzlich anderes Bild:

Jeder Mensch hat ein individuelles Herz-Kreislauf-Verhalten, die *theoretische* maximale Herzfrequenz stimmt bei nicht einmal 20 % der Testpersonen mit der *effektiven* maximalen Herzfrequenz annähernd überein, ganz zu schweigen von den Pulswerten für die Fettverbrennung. Dazu ein Beispiel:

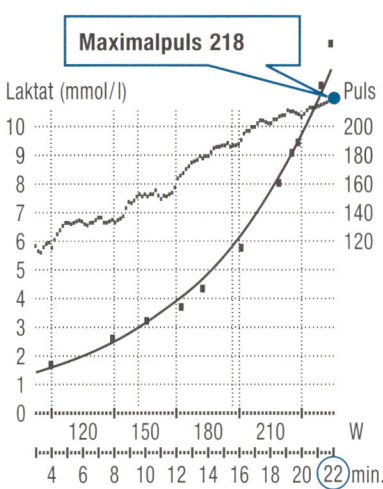

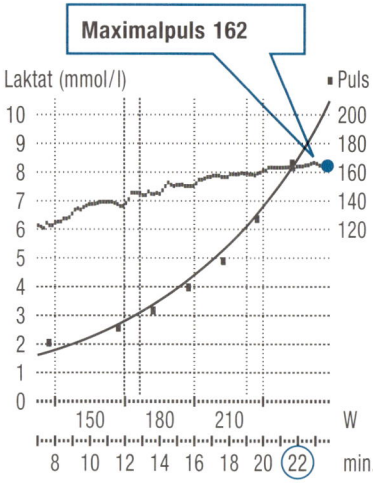

Zwei gleichaltrige Männer (Anfang 40) zeigten bei einem Test annähernd die gleiche maximale Leistungsfähigkeit. Bei 240 Watt auf dem Ergometer erreichte die eine Testperson einen Maximalpuls von 218 (linke Testgraphik) und die andere Testperson einen Maximalpuls von 162.

Der Pulsbereich, bei dem primär Depotfett verbrannt wird, ist immer individuell und sollte durch einen Test definiert werden.

«Es wird von der ersten Minute an Fett verbrannt»

Auch dies ist ein beliebter Streitpunkt der Trainingswissenschaftler und Fitnessexperten. Dabei wird der Fokus immer auf die Muskelzelle gerichtet und dort geschaut, was verbrannt wird. Wenn man dies macht, stellt man richtig fest: «Da ist ja von der ersten Minute an Fett mit dabei!»

Bei diesem Fett handelt es sich jedoch um Muskeltriglyzeride (= Fett das in der Muskulatur gespeichert ist) und nicht um Depotfett! Möchte man jedoch herausfinden, wann und wie die Fettzellen des Unterhautfettgewebes entleert werden, muss man den Fokus direkt auf die Fettzelle legen.

Nach unserer Erfahrung gibt es nur einen Weg, die Fettzellen dauerhaft zu entleeren: Bei ruhiger, ausdauernder Bewegung veranlasst das Hormon ACTH (**a**dreno**c**orti**c**o**t**ropes **H**ormon) die Nebennieren, Noradrenalin auszuschütten. Noradrenalin, das «sanfte» Stresshormon, überträgt die Kommandos des Gehirns auf die Fettzelle. In der Fettzelle wird das Enzym HSL (**H**ormon-**s**ensitive **L**ipase) aktiv, welches letztendlich den gespeicherten Fettsäuren das Kommando gibt, aus der Fettzelle in den freien Blutkreislauf zu treten und damit den Muskelzellen als Brennstoff (FFS = **F**reie **F**ett**s**äuren) zur Verfügung zu stehen.

Dieser ganze Vorgang, von der ersten Aktivierung der Hormone, bis die Fettsäuren von den Depots endlich in die Muskelzellen zur Verbrennung gelangen, braucht seine Zeit. Erst nach etwa 20 bis 30 Minuten kommt es zu einer nennenswerten Auslösung der Fettsäuren aus den Depots.

Somit wird klar: Ein echtes Fettstoffwechseltraining muss länger als eine halbe Stunde dauern. **Unsere Empfehlung:**
Statt viermal eine halbe Stunde lieber zweimal eine Stunde!

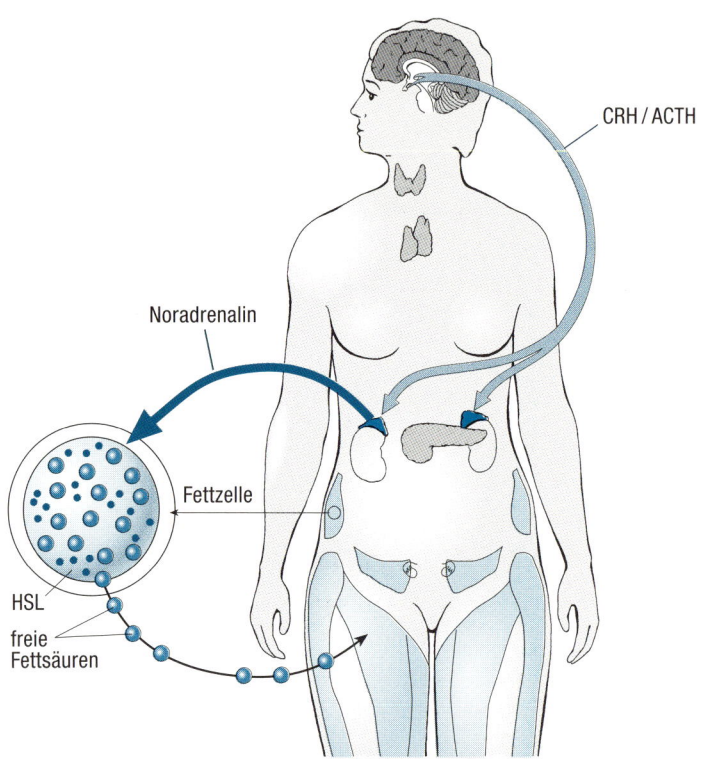

«Fettverbrennung findet um Laktatwert 4 statt»

Auch dies ist ein weit verbreiteter Irrtum. Laktat (auch Milchsäure) fällt bei der Energieproduktion in der Muskelzelle als eine Art «Abfallstoff» an. Je mehr wir uns anstrengen, desto mehr Laktat. Über die Laktatkonzentration im Blut können Rückschlüsse über die beanspruchten

Stoffwechsellagen gemacht werden. Bei einer Laktatkonzentration um 4 mmol / Liter Blut befinden wir uns in einer aeroben Stoffwechsellage (ausreichend Sauerstoff in der Muskelzelle), bei der primär Kohlenhydrate als Brennstoff genutzt werden. Dies geht so lange gut, bis die Speicher entleert sind, in der Regel um die 1,5 bis 2,5 Stunden. Würde obige und häufig verbreitete Aussage stimmen, müsste eine Person mit dieser Intensität mehrere Stunden z. B. Rad fahren können. Wäre dies Fettverbrennung, sollten wir nach diesen 2 Stunden nochmals die gleiche Runde (das gleiche Programm) gleich schnell absolvieren können, was von allen Testpersonen verneint wird.

Die führenden Labore für Leistungsdiagnostik sind sich einig: Die richtige Laktatkonzentration für optimale Fettverbrennung liegt bei etwa 1,5 bis 2,0 mmol / l und nicht bei 4 mmol / l.

ENTSPANNUNGS-LEGENDEN

«Stress baut Fett ab»

In der gängigen Literatur zum Thema Stress wird beiläufig immer von der Aktivierung der Energiereserven gesprochen. Demzufolge müsste das Fett von vielen unserer Kunden mit einer Belastung von 12 und mehr Stunden pro Arbeitstag, etwa 100 bis 150 eingehenden E-Mails und mehreren parallel laufenden Kundenprojekten dahinschmelzen wie Eiscreme in der Sonne.

Da dies nicht der Fall ist, erklären wir uns den Zusammenhang etwa so:

Unter psychischem Dauerstress, der körperlich nicht adäquat abgebaut werden kann, wird über die Stationen Hypothalamus, Hypophyse und Nebennieren das Stresshormon Cortison ausgeschüttet, welches eine vermehrte Fettspeicherung in die Depots verursacht. In Kombination mit dem Insulin bildet das Cortison ein nettes Duett, welches gnadenlos die Fettspeicher füllt.

«Stress ist gleich Stress»

Auch hier spielt die individuelle Situation, in der Sie sich momentan befinden, die entscheidende Rolle. Fühlen Sie sich genervt, abgespannt, müde und ausgelaugt, dann werden Sie jede zusätzliche Belastung als negativ und eben «belastend» empfinden. Sie haben auch keine große mentale Kapazität, auf die Stressoren einzugehen.

Haben Sie jedoch gedankliche und/oder zeitliche Kapazitäten frei, dann sind Sie sogar froh über eine neue Herausforderung. Wir sprechen dann von positivem Stress.

Bei so genanntem Eustress (positiv empfundenem Stress), der uns beschwingt und zu einer hohen Leistungsbereitschaft beflügelt, wird anstelle von Cortison (Hormon des Disstresses = negativ empfundener Stress) primär Noradrenalin ausgeschüttet – es kommt zur ausgiebigen Fettauslösung aus den Depots. Ihre Dosis Noradrenalin können Sie ebenfalls durch ein leichtes und lockeres Bewegungsprogramm ausschütten.

Mit einer gezielten Entspannungstechnik können Sie außerdem dafür sorgen, dass Sie ruhiger und ausgeglichener werden und in der Folge bei gleicher Stressbelastung weniger Cortison ausgeschüttet wird.

WOHER KOMMT EIGENTLICH DAS FETT?

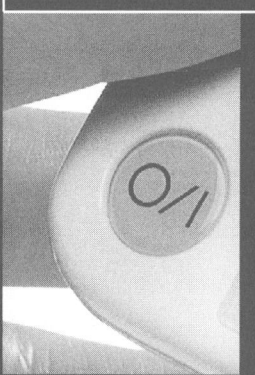

Die Qual

Nahezu jeder, der mit figürlichen Problemen bzw. mit dem Problem Fett zu kämpfen hat, leidet permanent und täglich darunter. Dies gilt auch für Menschen, die nicht unbedingt als «dick» eingestuft werden, sehr wohl aber unter ihren «Problemzonen» leiden. Die bekanntesten Problemzonen sind bei Frauen Gesäß, Hüfte und Oberschenkel, beim Mann ist es der Bauch.

Der Teufelskreis

Da in der Regel schon mehrere Versuche gestartet wurden, um das Problem der lästigen Fettwülste in den Griff zu kriegen, tritt häufig Resignation ein. Man stellt fest, dass es keine schnelle Lösung gibt. Eine Art «Verlierermentalität» macht sich breit, und es kommt ein wahrer Teufelskreis in Gang, der bis hin zu Depressionen führen kann.

Als letztes «Aufbäumen» stellt sich kurzzeitig eine Art Zweckoptimismus ein: «Ich bin gerne dick und fühle mich wohl», «Sport ist doof» usw.

Das «magische» Dreieck

Das Problem ist, dass die negativen Auswirkungen nicht nur den Bereich Gesundheit der betroffenen Person tangieren, sondern auch die anderen Lebensbereiche. Wir beschreiben dieses Phänomen mit dem Modell des magischen Dreiecks. Wird das Fett bzw. das Figürliche zur quälenden Last, dann sind die daraus resultierenden negativen Gedanken auch in den Lebensbereichen Familie und Beruf präsent.

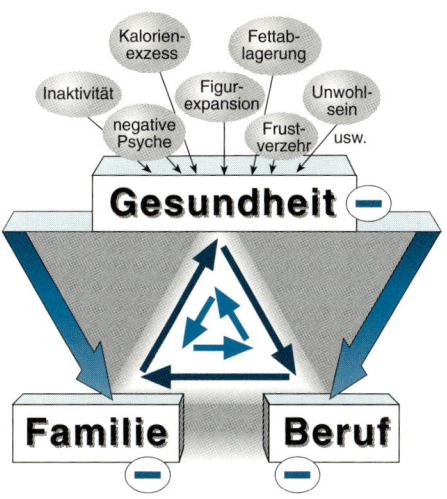

Magisches Dreieck

Sind wir jedoch gesundheitlich auf der Höhe und mit unserer Figur zufrieden, dann hat die daraus resultierende positive Stimmungslage einen motivierenden Einfluss, der noch ganz andere Dinge möglich werden lässt. Denn wer sich selbst gut fühlt, strahlt das auch aus. Was man ausstrahlt, erhält man vielfach zurück. Kurzum, bei einer positiven Grundhaltung wird im Alltag vieles leichter!

FEHLENDE SELBSTDISZIPLIN?

«Teufel Fett» meint, es fehlt uns an der nötigen Selbstdisziplin, aber wir behaupten nun, Sie haben genügend davon: Sie haben nur noch keinen Zugang zu Ihrer Energiequelle, zu Ihrer Motivation gefunden. Und Sie haben sich mit verschiedenen unwirksamen Maßnahmen vielleicht Frust eingehandelt. Viele Personen, Frauen wie Männer, haben mit diesem Programm ihre figürlichen Ziele erreicht und – was wesentlich wichtiger ist – bis heute ihre Figur gehalten. Doch sie haben alle etwas Entscheidendes mitgebracht, als sie zu uns kamen:

Den Willen, etwas zu ändern!

Ihre mentale Einstellung wird entscheidend sein für Ihren Erfolg – denn wie heißt es so schön: «Im Kopf fängt es an!»

Grundsätzlich und ohne weitere Angaben meinen wir mit «Fett» immer das Depotfett im Unterhautfettgewebe und nicht das Blutfett (Cholesterin), das Muskelfett (Muskeltriglyzeride) oder das Nahrungsfett, auf welches wir im Kapitel «Ernährung» dann eingehen werden.

WARUM SPEICHERN WIR KÖRPERFETT?

Die Evolution hat uns das Depotfett beschert. Unsere Vorfahren lebten in Höhlen, jagten Mammuts und waren einer unregelmäßigen Nahrungszufuhr ausgesetzt. War das Mammut erlegt, wurden die Stoßzähne zu Werkzeug verarbeitet, die Felle taugten prima als Bekleidung, und man hatte kurzzeitig genug bzw. zu viel zu essen. Das Fleisch der Mammuts wurde gegessen, solange es genießbar war. Und es wurde alles gegessen, da man ja nicht wusste, wie lange die nächste Hungerperiode dauern wird. Über die Evolution lernte der Körper, die zu viel aufgenommene Nahrung in Form von Depotfett abzuspeichern. Kurzum – unsere Vorfahren aßen sich dicke Bäuche an, um schlicht und ergreifend überleben zu können.

Das Mammut und das Fett ...

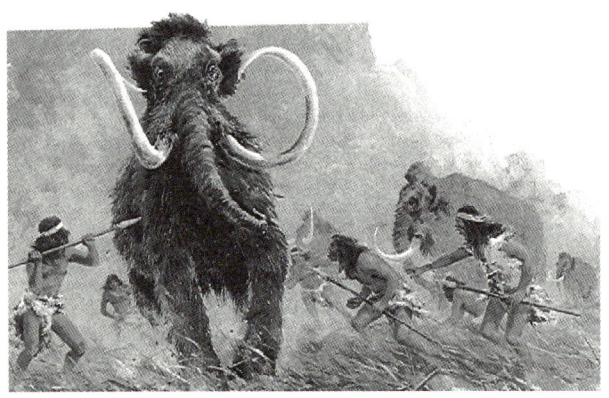

Der Mediziner beschreibt das heute so:

> «Die Depotfette dienen als Energiereserve. Vor allem in der Bauch-
> höhle und im Subkutan-Fettgewebe können bei Energieüber-
> schuss große Lipidmengen in Form der Neutralfette gespeichert
> werden und bei Bedarf wieder mobilisiert und dem Stoffwechsel
> zur Verfügung gestellt werden.»
> (Quelle: ECR Pharma AG, Dr. med. Beat Knechtle)

Auch entwickelten unsere Vorfahren die Fähigkeit, diese «Fettreser-
ven» nach Bedarf wieder anzuzapfen: Denn in der Zeit, wo kein Mammut zu finden war, wurde das Depotfett als Energiequelle benötigt für
die teils tage- und wochenlange Aktivität der «Nahrungssuche». Bei
dieser Nahrungssuche wurden in der Regel sehr weite Strecken laufend
zurückgelegt. Die Energie dazu lieferte das abgespeicherte Fett. Somit
«erarbeiteten» uns unsere Vorfahren auch die Möglichkeit der Fettverbrennung.

Nur, und das ist die Wurzel des heutigen Übels, wir müssen uns
heute für die Nahrungssuche kaum noch bewegen; der Gang zum
Kühlschrank oder die Fahrt zum Restaurant kann kaum als Bewegung
bezeichnet werden. Bei den kleinsten Hungersignalen haben wir sofort
Zugang zur Nahrung oder essen gar, weil eine bestimmte Uhrzeit erreicht ist – egal, ob wir wirklich Hunger haben oder nicht. Das Abspei-
chern der überschüssigen Nahrung als Fett funktioniert bei uns heute
bestens. Die Fettverbrennung hingegen brauchen wir nicht mehr, da
wir permanent und im Überfluss über Nahrung verfügen.

Das ist also das wirkliche Problem: Es besteht keine Notwendigkeit
mehr, unsere Energiereserve Fett zu mobilisieren!

Die Evolution hinkt hinterher

Leider hat sich unser Erbgut noch nicht auf den erst seit kurzer Zeit bestehenden Nahrungsüberfluss eingestellt. Die Geschichte der Erde wird auf etwa 3,5 bis 4 Milliarden Jahre geschätzt, die Entwicklungsgeschichte unserer Spezies auf circa 2 Millionen Jahre (ab «Homo Rudolfensis»). Und erst ab der Mittel- und Jungsteinzeit, ungefähr 4000 Jahre v. Chr., mussten sich unsere Vorfahren immer weniger für die Nahrungsbeschaffung bewegen.

Aber auch diese Zeit (4000 v. Chr. bis 1950 n. Chr.) war immer wieder geprägt durch lange Hungerperioden, sei es durch Naturkatastrophen oder Kriege.

Der Mensch ist zum Laufen gemacht ...?

Einige tausend Jahre vor Christus landete ein Raumschiff auf unserer Erde, und die extraterrestrischen Wesen beobachteten die Menschen. Ein jüngerer Außerirdischer sagte zu einem der alten Weisen: «Schau mal, die Erdenbewohner, wie fleißig sie sich bewegen, wie sie laufen, um nach Nahrung zu jagen!» Für den Älteren war dies nichts Besonderes, da er schon mehrere Besuche auf der Erde gemacht hatte. Der Jüngere war hingegen äußerst fasziniert von dem Treiben der Erdenbewohner und gab keine Ruhe: «Schau doch, wie sie laufen!» – «Lass sie doch, dafür sind sie schließlich gemacht», entgegnete der Weise.

Würden sie heute nochmal bei uns vorbeischauen, wäre zumindest der Jüngere enttäuscht. Aus den laufenden und körperlich tätigen Menschen sind Sitz- und Stuhltiere geworden. Sie sitzen am Frühstückstisch, sitzen im Autositz, später lange Zeit im Bürostuhl, dann im Kantinen- oder Restaurantstuhl. Nachher nochmals lange im Büro- und Konferenzstuhl, um später wieder mit dem Autositz zu dem geliebten Fernsehsessel zu gelangen. Auch würde unser Besucher feststellen, dass die Menschen nicht mehr Nahrung zu sich nehmen, wenn sie Hunger haben, sondern dass sie sich nach der «Uhr» ernähren. Sie essen z. B. mittags, weil von 12.00 bis 13.00 Uhr Pause ist. Die Nahrung müssen sie sich nicht mehr mühsam erjagen, sondern es gibt große weiße Kästen mit einer Türe, dahinter verbergen sich köstliche Leckereien. Mehrmals pro Woche geht man auch in besondere Häuser, genannt Restaurants, wo man mit anderen die Nahrung zu sich nehmen kann. In den Häusern mit einem großen gelben «M» geht es besonders schnell, das ist sehr wichtig, denn seit die Erdenbewohner diese «Uhr» haben, sind sie immer eiliger damit beschäftigt, zwischen den vielen Stühlen und Sitzen zu wechseln.

Und doch gibt es noch einige wenige, die laufen zwar nicht mehr einem Mammut hinterher, um ihm dann mit selbst gebastelten Keulen den Schädel einzuschlagen, aber immerhin, sie laufen. Ein paar von den Laufenden machen dies so gut, dass sie in extra dafür errichteten Arenen laufen dürfen, um dort von den Nichtlaufenden (die sitzen dort auf Stadionsitzen) beobachtet und angeschrien zu werden. Die Nichtlaufenden, die den Weg zur Arena nicht mehr schaffen, können sich die gut Laufenden auch in einem anderen Kasten zu Hause ansehen. Mensch sitzt oder liegt dann wieder auf seinem Lieblingssitz, den er «Couch» oder «Sofa» nennt, um gleichzeitig zum Sitzen und Schauen noch eine gelbe Flüssigkeit mit weißem Schaum zu sich zu nehmen. Dazu werden tütenweise gelbbraune Plättchen gekaut. Die Menschen, die all dies besonders gut beherrschen, dürfen voller Stolz einen Titel tragen – man nennt sie «Couch-Potatoes».

So weit die kleine Geschichte von den Besuchern aus dem All.

Betrachten wir etwas genauer, wie unsere Verhaltens- und Lebensgewohnheiten sich geändert haben, so stellen wir fest, dass der Zeitraum, in dem dies stattfand, eben genau dieser besagte «Wimpernschlag» ist – gemessen an der gesamten Evolution unserer Spezies.

Klingt das etwas beängstigend? – Ist es auch, wenn wir uns die Ursachen von Zivilisationskrankheiten in den Industrieländern anschauen: Bewegungsmangel, Übergewicht, Alkohol- und Nikotinkonsum. Nun liegt es an uns, dies zu ändern.

DAS MENGEN-PROBLEM

DAS MENGEN-PROBLEM

Die «Gewichts-Probleme» unserer Gesellschaft sind meistens Mengen-Probleme, d. h., die dem Körper zugeführte Kalorienmenge ist größer als der Energiebedarf, allerdings ist dies nicht für jede Person gleich oder gar errechenbar (siehe S. 29).

Unser Körper reagiert, wie manche Großmutter mit ihrem Geld umgeht – er spart für «schlechte Zeiten» und speichert die zu viel zugeführten Nährstoffe als Depotfett an den uns so quälenden Problemzonen ab. Dabei spielt es kaum eine Rolle, woraus die Nährstoffe bestehen, denn es wird fast alles in Fett umgewandelt.

Unser Körper ist eine geniale «Umwandlungsmaschine». Wer das einmal begriffen hat, dem wird auch klar, weshalb es müßig ist, über Diäten zu diskutieren. Wenn sie (kurzfristig) funktionieren, dann nur, weil die Kalorienmenge reduziert wird, und nicht, weil die Nährstoffe in einer bestimmten Art und Weise zusammengestellt sind.

→ Zu viele «Kohlenhydrate» werden vom Körper als Depotfett abgespeichert.

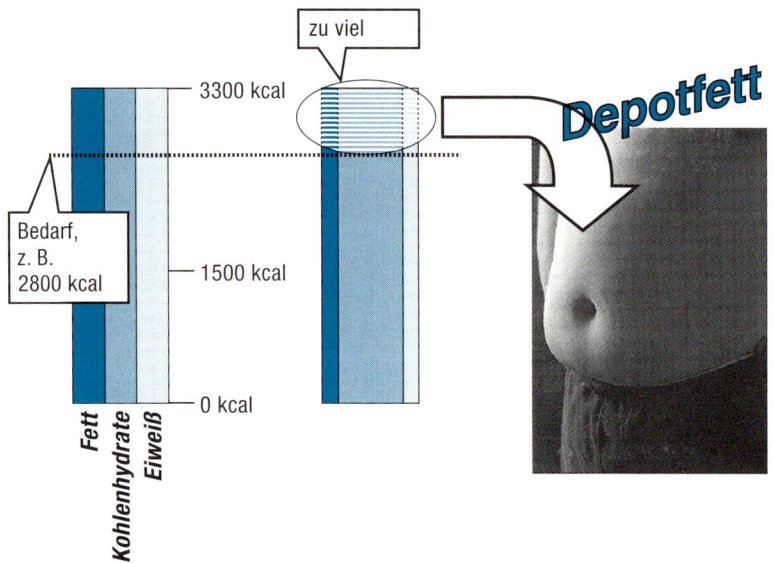

→ Zu viele «Proteine» werden vom Körper als Depotfett
abgespeichert.
→ Zu viele «Nahrungsfette» werden vom Körper als Depotfett
abgespeichert.

DIE FETTZELLEN

Zunächst ist uns die Anzahl der Fettzellen genetisch fix vorgegeben. Jedoch werden durch falsche Ernährung in der Kindheit weitere Fettzellen gebildet, die im Alter die Neigung zu Übergewicht zusätzlich prägen. Die Zellen sind ungefüllt sehr klein, haben aber die Fähigkeit, sich
enorm zu vergrößern; selbst schlanke Menschen verfügen über eine
große Menge an Fettzellen, aber sie sind nicht gefüllt. Durch über-
mäßige Nahrungszufuhr füllen sich die Fettzellen zunehmend und
dehnen sich bis auf das 200fache der ursprünglichen Größe aus. Die
Fettzellen selber sind also immer vorhanden, es sei denn, sie werden
operativ entfernt. Billiger und gesünder ist sicher das «Entleeren» mit
dem FATBURNER-Programm.

STETER TROPFEN HÖHLT DEN STEIN ...

... oder auch: «Stete kleine Mengen an ‹zu viel› Nahrung prägen die
Problemzonen!»

Im Klartext: Wir werden nicht über Nacht dick, sondern nehmen
langsam und kontinuierlich über die Jahre zu. Mäßig und stetig füllen
sich die Fettzellen mit dem täglichen kleinen Überschuss an Kalorien.
Es ist nicht das eine opulente Mahl alle 14 Tage, sondern die drei Ga-
beln zu viel bei jeder Mahlzeit, die über Jahre unsere Problemzonen
prägen. Beachteten wir nun die Prinzipien der Natur (Tag / Nacht,
Ebbe / Flut, Winter / Sommer usw. mit immer gleich langen Perioden),
dann wird auch klar, dass wir das Körperfett nicht über Nacht verlieren
können. Es gilt: Was schnell weg ist, ist auch schnell wieder da!

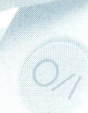

FAKTEN:

→ Zu viel zugeführte bzw. momentan nicht benötigte Kalorien werden vom Körper als Depotfett abgespeichert.

→ Die Evolution hat uns neben dem Programm «Fett speichern» zum Glück auch das Programm «Fett mobilisieren» beschert – aktivieren Sie es!

WIE ES NICHT GEHT

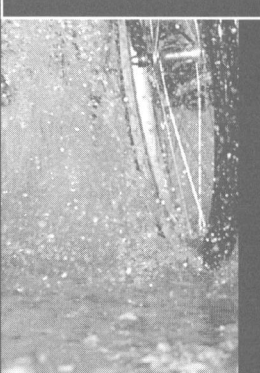

Sie haben sicher schon einiges versucht, um Ihr Fett loszuwerden – mal mit mehr und mal mit weniger Erfolg. Wir möchten Ihnen mit dem folgenden Kapitel erklären, warum viele der gängigen Methoden langfristig gar nicht funktionieren können.

ERNÄHRUNGSVERHALTEN

ERNÄHRUNGSVERHALTEN

DIÄTEN

Diät = von der üblichen Ernährung abweichende Kostform, bei der die Nahrung zur Vermeidung oder Behandlung von Krankheiten in bestimmter Art und Weise zusammengestellt wird. (Quelle: Brockhaus Lexikon)

Die beliebteste Variante, um dem «Speck zu Leibe zu rücken», ist der Beginn einer Diät. Fast die Hälfte aller Frauen in Deutschland haben bereits eine oder mehrere Diäten angetreten. Auch gibt es so genannte «chronische» Diätwillige – 5 % der Frauen machen ständig irgendeine Diät.

Doch auch Diäten haben ihre Moden: Wer gestern noch die «Haysche Trennkost» ausprobierte, schwärmt heute von der «Fit-for-Life-Diät», um gleich morgen die «All-you-can-eat-Diät» in den Himmel zu heben. Das Ziel ist immer das gleiche: Abnehmen.

Es ist auch nahe liegend, zunächst das zu reduzieren, was das Depotfett produziert. Nur wissen leider die wenigsten, was im Körper abläuft, wenn eine Diät begonnen wird:

Zunächst wird die Kalorienzufuhr reduziert. Der Körper muss von einem Tag auf den anderen mit weniger Nahrung auskommen. Der gesamte Stoffwechsel verlangsamt sich. Von den anfänglichen Erfolgen auf der Waage (weniger Gewicht) ist ein großer Teil auf den Wasserverlust zurückzuführen. Weiterhin fängt der Körper an, auch eigenes Eiweiß zur Energiegewinnung heranzuziehen. Nur zögernd und ganz allmählich wird auch das Depotfett als Energiequelle genutzt. Da dies aber ein Notenergiesystem darstellt, wird es nur zu einem geringen Teil beansprucht, solange die anderen beiden Quellen (Kohlenhydratspeicher und Körpereiweiß) zumindest noch teilweise intakt sind.

Je weniger Nahrung wir dem Körper zuführen, umso höher wird der Anteil an Nahrung, den der Körper als Fett abspeichert. Auch das ist eine Vorsorgehaltung unseres Körpers. Wir vermindern also unsere aktive Muskelmasse und den Flüssigkeitshaushalt des Körpers, was sich sicher auf der Waage bemerkbar macht. Nur ist dies erstens alles andere als gesund, und zweitens wird kaum Körperfett abgebaut, denn die verminderte, aber immer noch regelmäßige Zufuhr an Nahrung stellt noch keine echte «Not» dar.

Nachdem die Diät gelockert bzw. beendet wird, kehren wir wieder zu unseren jahrelang angeeigneten Ernährungsgewohnheiten zurück. Der Körper jedoch findet nicht so schnell zu seinem alten Stoffwechselniveau zurück. Er arbeitet noch mit dem verlangsamten Niveau, auf das er sich in den ersten Tagen der Diät eingestellt hat. So käme er nun eigentlich mit weniger Energie aus. Da die Zufuhr aber schon wieder den alten Gewohnheiten entspricht, wird ein noch größerer Teil der Nahrung in Depotfett umgewandelt als vor der Diät!

Außerdem existiert nunmehr weniger stoffwechselaktive Masse (Muskulatur). Das heißt, der Körper könnte, nachdem er sich wieder auf sein vorheriges Niveau eingestellt hat, auch mit etwas weniger Nahrung auskommen als vorher. Das Resultat: Auch lange nach der Diät wird ein größerer Teil der Nahrung den Fettzellen zugeführt.

Wenn auch diese Unterschiede bei einer gewöhnlichen Diät nur Nuancen ausmachen, so führt all dies dennoch nur zu einem einzigen negativen Effekt: Mit jeder Diät wird es etwas schlimmer.

Das kurzfristige Resultat ist bekannt: Die Kilos sind schnell wieder drauf – bekannt als der Jo-Jo-Effekt. Die nächste Diät fällt dann noch radikaler aus, der Körper verliert jedes Mal primär Wasser und Muskelmasse.

Langfristiges Resultat: Bei evtl. gleichem Gewicht wird der Anteil an Körperfett (inaktive Masse) immer größer und größer! Meist «entgleist» dann auch das absolute Gewicht.

NULLDIÄTEN, HUNGER- UND FASTENKUREN

Bei dieser Variante fällt das ganze Geschehen noch extremer aus. Der Körper begeht einen gänzlich anderen Weg der Energiegewinnung – er verbrennt in der ersten Woche hauptsächlich Eiweiß, welches er primär aus der Muskulatur gewinnt; aber er baut auch andere wertvolle Stoffe ab, die aus körpereigenem Einweiß, den Aminosäuren, bestehen. Da alle wichtigen Enzyme, Botenstoffe und Prozesse des Körpers aus Aminosäureverbindungen bestehen bzw. davon abhängig sind, können wir nur ahnen, wie stark die gesamte Leistungsfähigkeit unseres Körpers herabgesetzt wird.

> Die religiöse Verheißung, «Fasten reinige das Gemüt, schmücke die Seele und zähme die Wollust», wird bezahlt mit enormen Stoffwechselschäden: Die Muskeln, aufgebaut aus Eiweiß, nehmen Schaden und verlieren an Substanz; der Elektrolyt-Haushalt gerät aus dem Gleichgewicht; der erhebliche Kaliumverlust irritiert den Herzmuskel.
> (Quelle: Spiegel Spezial Gesundheit, 1999)

Das Fasten oder Heilfasten wird von vielen unter der falschen Hoffnung betrieben, sie könnten damit abnehmen oder gar Fett verlieren. Das Heilfasten kann unter Umständen sinnvoll sein zum Ausscheiden von Schlacken und Rückständen, die sich im Körper angesammelt haben. Aber eben auch nur dafür. Die Organe werden entgiftet und entlastet, wenn eine solche Fastenkur unter fachlicher und erfahrener Aufsicht durchgeführt wird.

Doch das Gewicht, das zunächst verloren wird, setzt sich wiederum primär aus Wasser, Muskeleiweiß und etwas Körperfett zusammen. Der Körper fährt aufgrund der fehlenden Nahrung sämtliche Stoffwechselvorgänge auf ein Minimum herunter. Nach dem Fasten läuft er zunächst weiter auf Sparflamme – und wird erst einmal bestrebt sein, die Fettdepots noch praller aufzufüllen für weitere bevorstehende «Hungersnöte». Wenn die Fettmasse dann wieder im Lot ist, fehlt uns immer noch die aktive Muskelmasse. Das Immunsystem ist angegriffen, und anstatt vor Energie zu strotzen, sind wir müde und schlapp.

SPORTLICHE AKTIVITÄTEN

Dass Bewegung unter Umständen zur Gewichtsreduktion beitragen kann, ist hinlänglich bekannt. Es stellt sich zwangsläufig die Frage: Wieso erreichen doch die meisten Personen ihre Ziele nicht?

FITNESSCENTER

Bei Frauen wie Männern ist der Gang ins nächste Fitnesscenter gleichermaßen beliebt: In der Zeit, in der einige Krankenkassen die Jahresbeiträge zum Teil bzw. auch ganz übernahmen, haben die Fitnesscenter einen regen Zulauf an Neumitgliedern erhalten. Da kaum überprüft werden kann, ob der Versicherte auch tatsächlich regelmäßig

Krafttraining

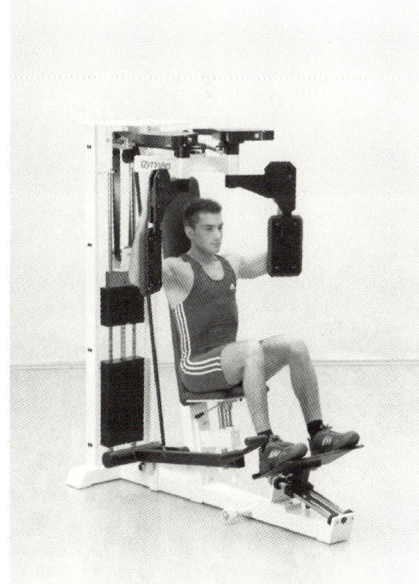 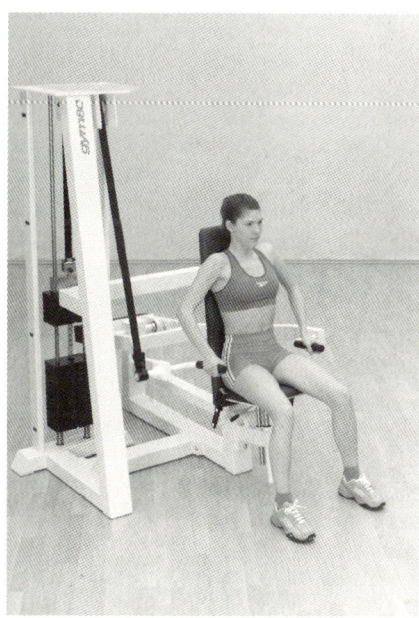

das Training besucht, haben einige Krankenkassen ihre Großzügigkeit wieder revidiert. Gewinner waren auf jeden Fall die Fitnesscenter: Denn Mitglieder, die Beiträge zahlen und nie erscheinen, sind die profitabelsten.

Neben den klassischen Kraftmaschinen werden verschiedenste Gruppenaktivitäten angeboten. Die bekanntesten sind klassisches Aerobic, Stepp-Aerobic und Spinning. Alle diese Aktivitäten werden unter Betonung des aeroben (aerob = mit Sauerstoff) Effektes, teils auch mit dem Prädikat der Fettverbrennung, angepriesen. Tatsache ist jedoch häufig das Gegenteil. Die Intensitäten der Trainings sind meist derart hoch, dass kaum Fett verbrannt wird. Das Aerobic müsste daher eher «An-Aerobic» heißen.

Mittlerweile haben sich auch einige – wenngleich auch wenige – Fitnesscenter gut weiterentwickelt und ihr Personal in den Bereichen Stoffwechsel und Leistungsphysiologie weitergebildet. In solchen Herz-Kreislauf-orientierten Centern macht es Sinn, sich zur Fettverbrennung beraten zu lassen. (Die Begriffe «aerob» / «anaerob» werden im Rahmen der Stoffwechselvorgänge erläutert.)

Vergegenwärtigt man sich die Hauptmotivation des Fitnessstudiogängers – zu 70 % steht «Figürliches» an erster Stelle –, so wird klar, dass die zur Zielerreichung eingesetzte Zeit oftmals nicht effektiv ist. Die Sportmediziner sehen es pragmatisch:

«Bewegung muss sein, denn die meisten Zivilisationskrankheiten (Fettleibigkeit, Alterszucker, Herzinfarkt u. a.) lassen sich vor allem auf mangelnde Bewegung zurückführen, mehr noch als auf Fehlernährung und Stress. Doch nicht jede Art von Bewegung hält tatsächlich gesund, denn bei den meisten Sportarten bewegen wir uns viel zu schnell.»
(Quelle: Dieter Lagerstrøm, Dozent am Institut für Kreislaufforschung und Sportmedizin der Sporthochschule Köln)

SPIELSPORTARTEN (FUSSBALL, TENNIS U. A.)

Unser Fettstoffwechsel, auf welchen wir es primär abgesehen haben, reagiert auf eine ruhige und gleichmäßige Bewegung mit dem größten Anpassungseffekt. Es ist dafür notwendig, dass die Belastung konstant gehalten wird. Somit kommen sämtliche Spielsportarten für das Thema Fettverbrennung nicht in Betracht, da hier der Rhythmus und die Intensität durch das Spiel, quasi von außen, diktiert werden.

Als recht typisches Beispiel für eine Spielsportart ist hier der Pulsverlauf eines 55-jährigen Freizeittennisspielers abgebildet, Spieldauer eine Stunde, gespielt wurde ein Satz (6 : 7).

Die Pulskurve eines Tennisspielers

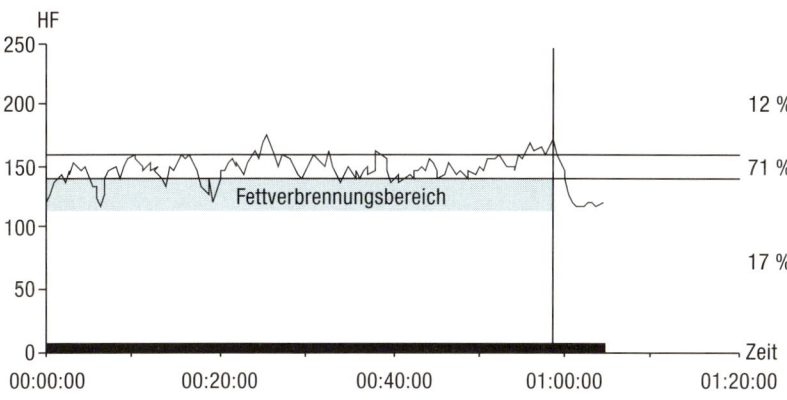

Der Hauptteil der Belastung spielte sich zwischen Puls 140 und 160 ab. Der durch einen Test ermittelte Pulsbereich für die Fettverbrennung der betreffenden Person ist Puls 115–135. Somit ist klar: In der Stunde Tennis wurde herzlich wenig Fett verbrannt.

JOGGEN

Das gelegentliche Joggen ist neben dem Fitnesscenter die einfachste und beliebteste Variante, um dem «Speck zu Leibe zu rücken». Der typische Anfang sieht meist so aus: Aus der Motivation heraus «... jetzt muss endlich was passieren!» wird eine gehörige Portion Energie freigesetzt. Die alten Sport- oder Tennisschuhe werden aus der hintersten Ecke des Kleiderschrankes an das Tageslicht befördert, und bekleidet mit T-Shirt oder Sweatshirt geht's los:

Aus der Haustür raus und mit voller Geschwindigkeit wird versucht, den ungläubigen Blicken der Nachbarn und Verwandten möglichst schnell zu entfliehen. Früher ist es ja schließlich auch gegangen, und jetzt schauen wir mal, was noch so drinsteckt. An der ersten Straßenecke angelangt, ist die Gesichtsfarbe bereits puterrot, und die Atmung ähnelt einer alten Dampflok auf Hochtouren. Nun wird das Tempo zunächst auf eine Geschwindigkeit gedrosselt, bei der wir wenigstens das Gefühl haben, noch genügend Luft zu bekommen. Auf den gängigen Joggingstrecken der Gegend werden dann rasch Leidensgenossen entdeckt. Nach etwa 20 bis 30 Minuten sind wir wieder zu Hause angelangt und beenden mit einem Schlusssprint bis an die Haustür das «Training». Es wird geduscht, und dann kommt das Schönste: Wir haben ja schließlich was getan, und die vermeintlich verbrauchten Kalorien werden mit einer opulenten Mahlzeit wieder «reingeschaufelt»...

Den Rest des Tages müssen wir uns dann auf dem Sofa ausruhen; der nächste Arbeitstag ist gekennzeichnet von Muskelkater und anderen Erschöpfungszuständen. Und da das Gefühl, etwas «Gutes» für uns getan zu haben, motiviert, versuchen wir es am nächsten Wochenende gleich noch einmal:

Nun muss aber eine Steigerung her, wir müssen schneller und weiter rennen. Zu den Erschöpfungszuständen gesellen sich dann noch Schmerzen an Stellen, die wir vorher nie kannten, und nach etwa zwei Wochen wird beschlossen, der Qual ein Ende zu setzen. «Sport ist tatsächlich Mord, also überlassen wir das lieber den Masochisten!»

Der hier etwas negativ geschilderte Laufanfang ist kein Einzelfall, sondern überall anzutreffen. Varianten mit dem Rad, Mountainbike oder Inline-Skates sind identisch. Es ist das Resultat mangelnder Kenntnis um Stoffwechselvorgänge und die Fettverbrennung.

Nepper, Schlepper, Bauernfänger ...

NEPPER, SCHLEPPER,
BAUERNFÄNGER ...

Leider gibt es auch eine ganze Reihe dubioser Angebote, die jeglicher wissenschaftlichen Grundlage entbehren. Dazu einige Beispiele:

→ «7 Kilo in 7 Tagen. Die Brausetabletten enthalten Faserextrakt aus der Schale von Schalentieren, das das Fett aufsaugt wie ein Schwamm. Bestehende Fettpolster werden abgebaut»

→ «44 Kilo abgenommen, dank dem Bio-Schlank-Chip. Einfach auf den Arm kleben und abnehmen! Ohne jede Anstrengung, dabei dürfen Sie essen, was Sie wollen»

→ «Neuer Fettkiller sorgt für Aufsehen, die Kombination Tee und Pflanzenpastillen»

→ «Die unglaubliche Schlank-Kapsel mit dem wieder entdeckten geheimnisvollen Schlankstoff»

→ «85 % Fett weg, ein Traum wird wahr, die beste Schlank-Methode Ihres Lebens ...»

→ «Von französischen Forschern für Sie entdeckt – 12 Kilo Fett in nur 4 Wochen»

→ «Blitzschnell 30 Pfund weg mit dem Bio-Fett-Vernichter»

→ «Endlich Hilfe beim Abnehmen durch die einzigartigen homöopathischen Figurtropfen»

→ «Fettpolster vor dem Fernseher einfach wegschwitzen mit dem Sauna-Anzug»

→ «Ein erstaunliches Enzym verbrennt das 900fache seines Eigengewichtes an Fett»

→ «Schlank beim Gehen und Stehen – Jetzt nehmen Sie mit Bio-Energie-Sohlen automatisch ab»

Meist werden solche Angebote mit Gewichtsangaben versehen und mit Fotos von angeblichen Kunden, die es geschafft haben. Wann immer solche Angebote von seriösen Testinstituten geprüft wurden, sie entpuppten sich als Flop (siehe Stiftung Warentest).

ERFAHRUNGEN OLE PETERSEN:

Meine Jugend verlief gänzlich unsportlich. Mit Horror nur denke ich an den Schulsport zurück. Wir machten öfter ein so genanntes Zirkeltraining in der Sporthalle, bei dem möglichst viele Punkte gesammelt werden mussten. Unaufgewärmt und mit vielen Pausen dazwischen mussten wir auf dem Bauch liegend einen sehr schweren Medizinball aus einer bestimmten Distanz möglichst oft an die Wand werfen. Oder innerhalb zweier Minuten so oft über eine Sitzbank springen, wie wir konnten. Wer nicht eine bestimmte Punktzahl erreichte, galt als «Flasche», egal, ob der Rücken wehtat oder wie es ihm sonst ging.

Auch während meines Studiums galt mein Interesse nicht dem Sport, sondern der Düsseldorfer Altstadt und den Studienkolleginnen. Vom 20. bis zum 30. Lebensjahr hatte ich den so genannten Genussmitteltriathlon zum Hobby. Eine sehr ungesunde Kombination aus 40 Zigaretten, viel Junk-Food und abends Rotwein, und das täglich. Meine Figur sah entsprechend aus.

Ich fühlte mich in dieser Zeit mit dem «Pirelli» um den Bauch sehr unwohl. Aber noch schlimmer war das permanente Gefühl, mit der Arbeit «hintendran zu sein». Geist und Körper schaukelten sich gegenseitig ins Negative. Kurzum: Ich trat auf der Stelle, der Leidensdruck wurde immer größer – so konnte es nicht weitergehen. Was war näher liegend, als in das nächste Fitnesscenter zu gehen? Ich löste ein Jahresabonnement, und mein erklärtes Ziel war:

«Der Speck muss weg – Erfolg muss her!»

Unter fachkundiger Anleitung begann ich mein Trainingsprogramm an den Geräten. Damit der Bauchspeck gleich «richtig eins auf die Mütze kriegt», machte ich extra viele Bauchübungen. Nach drei bis vier Monaten hatte ich das Gefühl, dass ich meinem Ziel nicht viel näher kam, obwohl ich recht fleißig, teils drei- bis viermal pro Woche, trainierte. Ich fühlte mich zwar etwas besser als vorher, aber zum Jubeln war das Wohlbefinden keineswegs. Das Figürliche stimmte gar nicht, und das Nachmessen des Bauchumfanges bestätigte meine Vermutungen: Ich hatte sogar 6 cm Bauchumfang zugelegt!

Was war passiert? Durch das Krafttraining hatte ich sehr wohl die Bauchmuskeln angesprochen, und die reagierten mit Wachstum auf das Training. Das über der Bauchmuskulatur liegende Fett war nach wie vor präsent. Die Muskeln drückten nun das Fett noch mehr nach außen, und beim Blick in den Spiegel wurde der Frust größer und größer. Obwohl ich im Anschluss an jedes Krafttraining noch etwa 30 Minuten recht intensiv auf dem Fahrradergometer strampelte, stellte sich keine Besserung ein. Animiert durch einen Bekannten, wollte ich es nun mit dem Joggen versuchen. Nach dem gescheiterten Versuch im Fitnesscenter kramte ich meine alten Tennisschuhe vom Dachboden und rannte los, so schnell ich konnte. Mein erstes Ziel war der Gipfel des Bachtels, einer Erhebung von 1110 m im Zürcher Oberland. Mangels Fitness sollte ich nicht weit kommen, bereits nach wenigen hundert Metern Bergaufrennens ging mir die Puste aus. Nach einer kurzen Gehpause versuchte ich es nochmals und bekam nach kurzer Zeit Seitenstechen. Ich wollte es nicht wahrhaben und konnte nicht verstehen, weshalb das einfach nicht ging. Ich startete noch mehrere Versuche in den nächsten Wochen, stieß jedoch immer wieder an das gleiche Problem: Was ich meinte können zu müssen, konnte ich gar nicht! Nach meinen Joggingeinheiten fühlte ich mich stets ziemlich fertig, und Knie sowie Beine schmerzten. Erst Monate später wurde ich durch einen Sportmediziner mit einer gesunden und effektiven Trainingsform vertraut gemacht. Ich machte einen Herz-Kreislauf-Test (wie hier im Buch beschrieben) und ging (joggen war zunächst nicht drin) nach den ermittelten Vorgaben zwei- bis dreimal in der Woche für jeweils 40 bis 50 Minuten. Es dauerte genau neun Monate, bis ich den Gürtel die drei Löcher (das sind 9 cm!) enger schnallen konnte, die ich mir damals insgeheim als Ziel gesetzt hatte.

Viel wichtiger war aber das neu gewonnene Lebensgefühl – meine körperliche Wandlung ging zeitgleich mit der Veränderung meiner geistigen Haltung: von einer Zeit des Frustes und der Leere zu einer Zeit der Energie und des erfüllten Schaffens. In diese Zeit fällt die Verwirklichung zweier Geschäftsideen, das Aufstellen zweier Rekorde im Ultra-Triathlon und das Schreiben zweier Bücher.

Nachdem ich am eigenen Leibe erlebt hatte, wie durch das «Gewusst, wie» sich die Erfolge quasi von selbst einstellten und ich auf der anderen Seite immer wieder auf Leidensgenossen traf, die enorm viel Zeit verschwendeten mit Maßnahmen, die wirkungslos «verpufften», beschloss ich, meine ganze Energie in die Aufklärung und Verbreitung dieses gesundheitsfördernden Programms zu stecken.

Viele meiner Träume habe ich mir mehr als erfüllt – heute schöpfe ich sehr viel Motivation und Befriedigung daraus, anderen Menschen bei der Erfüllung ihrer gesundheitlichen Ziele und Träume zu helfen.

SONIA GORETZKI:

Mein Geburtsort ist Katowice in Polen, und dort bin ich auch bis zu meinem zwölften Lebensjahr aufgewachsen. Leckereien wie Schokolade und Bonbons waren für uns eine echte Rarität. In den achtziger Jahren haben wir sogar pro Familie nur 1 kg Zucker pro Monat kaufen können, also auch nicht die Möglichkeit gehabt, einen feinen Kuchen zu backen. Fleisch oder Fisch gab es höchstens einmal in der Woche. Ansonsten viel Kartoffeln, Hülsenfrüchte, Buttermilch usw. (für uns damals die günstigste Alternative). Mit knapp 13 Jahren und einem Leichtgewicht von 42 kg kam ich nach Deutschland, und von da an hat sich mein ganzes Leben in nur wenigen Wochen völlig verändert! Es war beeindruckend, man konnte in ein Geschäft gehen und für ein paar Stunden Arbeit viel zu essen kaufen, also habe ich's auch gemacht. Mit einem Gefühl gesteigerter Lebensqualität habe ich richtig zugeschlagen und leider nicht nur bei den gesunden Nahrungsmitteln. Mit mindestens drei Tafeln Schokolade pro Tag und viel Fleisch habe ich innerhalb von sechs Monaten 20 kg zugenommen! Es ging so schnell, dass ich die körperliche Veränderung erst viel später realisierte. Schlüsselerlebnis war dann für mich mein erster Besuch der Verwandten in Polen – kein Mensch hat mich wiedererkannt! Nachdem sie erfahren hatten, wer ich bin, musste ich mir anhören: «Du hast dich so verändert, du siehst jetzt richtig gesund aus …!» Traurig, dass manche Menschen rote, dicke Hamsterbacken und ordentliche Fettpolster am Bauch «gesund» nennen. Nach meiner Rückkehr habe ich mich entschlossen abzunehmen. Ich dachte wie viele anderen Menschen auch: Wenn man vom Essen zunehmen kann, dann sollte man vom «Nichtessen» abnehmen können – also der erste Versuch: die Nulldiät. Drei Tage habe ich es durchgehalten, nur ans Essen gedacht, kaum schlafen können, zu wenig Wasser getrunken, und irgendwann bin ich auf dem Schulhof einfach umgefallen. Damals war es mir ziemlich egal, Hauptsache, drei Kilo abgenommen. Heißhunger und Fressorgien haben dazu geführt, dass ich wieder viele Kilo zunahm, der berühmte Jo-Jo-Effekt. Die Folge: Eine neue Diät musste her. Von FDH (**F**riss **d**ie **H**älfte) über die Kartoffeldiät bis zur Obstdiät habe ich jedes Mal versagt. Mangelndes Selbstbewusstsein, Depressionen und schlaflose Nächte waren die Folge, was mich wieder veranlasste, noch mehr zu essen. Das Essen machte mich glücklich! Inzwischen hatte ich drei verschiedene Nebenjobs (Erdbeeren pflücken, Küchenarbeit in einem Restaurant und Babysitting) gehabt und so mich von der Fernsehwerbung leiten lassen – Abnehmpillen mussten her. Acht verschiedene Produkte habe ich ausprobiert, jedes Mal mit demselben Ergebnis. Durch Magenverstimmungen, Erbrechen Durchfälle und Entzündungen der Bauchspeicheldrüse hat die Waage zwar kurzfristig weniger angezeigt, aber schon nach wenigen Tagen war die Enttäuschung groß. Ich hatte dieses ständige Rauf und Runter satt! Ich habe mir einige Ernährungsbücher besorgt und angefangen, mich mit diesem Thema auseinander zu setzen. Dann kam die große Motivation – ich habe meine erste Liebe kennen gelernt, und mir war klar, dass ein verliebtes Paar irgendwann intim werden würde, aber bitte nicht in diesem «Zustand»! Endlich musste ich nicht mehr ständig ans Essen denken, ich hatte natürlich schönere Gedanken. Durch gesunde Kost, unterstützt durch ein moderates Bewegungsprogramm, purzelten die Pfunde nur so. Mein Ziel, das mir nach drei Jahren Kampf so unerreichbar schien, war plötzlich erreicht, und ich habe nie wieder zugenommen. Heute bin ich für meine Erfahrungen dankbar, denn nur so kann ich mich in die Menschen, die ein figürliches Problem haben, hineindenken, mitfühlen und helfen.

WIE ES GEHT!

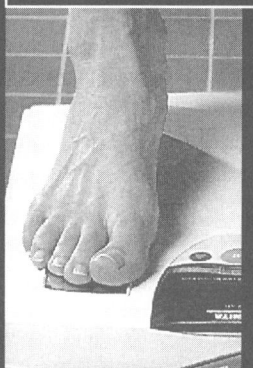

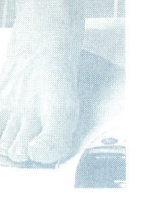

Wenn also die Lösung nicht in Diäten und Fasten liegt, wie sieht dann die Lösung aus, wenn wir Körperfett loswerden und die aktive Muskelmasse behalten wollen? Wir haben es schon angedeutet, Sie haben nur eine Chance, das Fett langfristig zu besiegen:

Sie müssen es verbrennen!

Sie müssen Ihren Stoffwechsel über Bewegung ankurbeln, um

➔ Depotfett zu verbrennen und

➔ Ihre körpereigenen Hunger- und Sättigungsgefühle wieder besser deuten zu können.

Die Bewegung dazu nennen wir «**F**ett**M**obilisations-Training» oder auch kurz FM-Training.

Vergleich Auto / Mensch

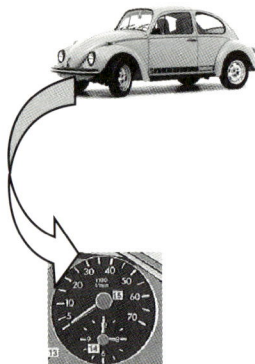

Motor	**Herz**
Benzin	**Nahrung**
Vergaser	**Lunge**
Abgase	**Milchsäure**
Drehzahl	**Herzfrequenz**
Drehzahl-messer	**Pulsmesser**

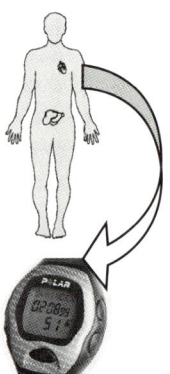

ENERGIEKETTE UND STOFFWECHSEL

Damit Sie die jeweiligen Maßnahmen des FATBURNER-Programms nachvollziehen können, ist es nötig, dass wir uns zunächst mit der Energiekette und dann mit den Stoffwechselvorgängen im Körper bei verschiedenen Bewegungsintensitäten auseinander setzen. Dies ist zwar eigentlich recht trockener Stoff aus der Physiologie, aber beim näheren Betrachten ist es spannend, was in unserem Körper so alles passiert. Um das Ganze noch anschaulicher zu machen, möchten wir einen Vergleich zum Automobil herstellen:

ENERGIEKETTE

Eine physikalische Leistung erfordert Energie. Zur Energieproduktion wird Treibstoff gebraucht, der mit Hilfe von Sauerstoff verarbeitet (bzw. oxydativ verarbeitet = verbrannt) wird. Um den benötigten Sauerstoff vom Aufnahmeort (Lunge) in die Muskelzelle (Energiefabrik und Arbeitsort) zu transportieren, muss ein Pumpsystem arbeiten. Diese Funktion übernimmt das Herz-Kreislauf-System mit dem Herzen als Pumpe und den Arterien (vom Herzen wegführende Blutgefäße) und den Venen (zum Herzen zurückführende Blutgefäße). Muss oder will der Körper eine größere Leistung erbringen, steigt der Energiebedarf an. Um diesen Energiebedarf zu decken, wird mehr Treibstoff umgesetzt (zum Vergleich: Ein höheres Tempo beim Autofahren äußert sich ebenso in einem erhöhten Benzinverbrauch). Damit diese größere Treibstoffmenge verarbeitet werden kann, ist also auch mehr Sauerstoff erforderlich. Durch eine gesteigerte Pumpleistung des Herz-Kreislauf-Systems (schnelleres Pumpen) wird die größere Transportleistung erreicht. Praktisch ist das am höheren Puls spürbar, daher ist der Puls

Die Energiekette in unserem Körper

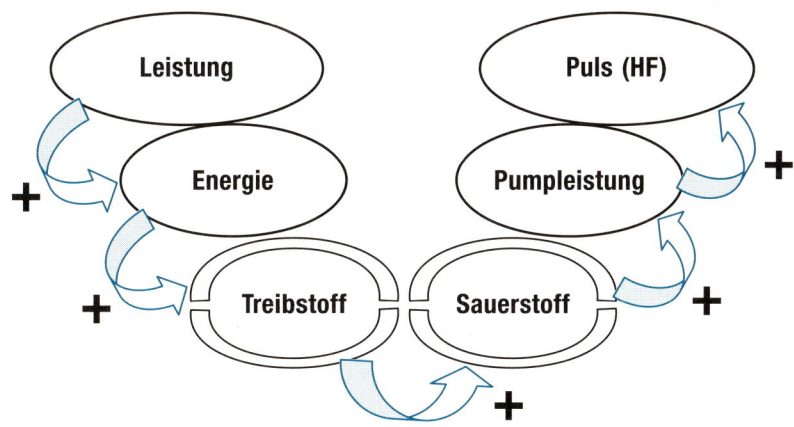

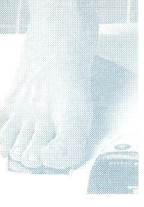

auch die sinnvollste Messgröße, um die Bewegungsintensität zu steuern.

DER STOFFWECHSEL

Schauen wir uns nun unseren Treibstoff und die Verbrennung in der Muskelzelle etwas näher an:

(Anmerkung: Bei den angegebenen Pulswerten in der folgenden Graphik handelt es sich um fiktive Pulswerte, Ihre Werte sind individuell und müssen durch eines der später genannten Testverfahren ermittelt werden.)

Unser Stoffwechsel

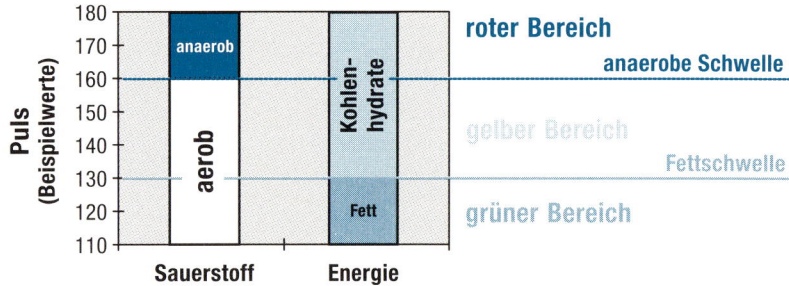

SAUERSTOFF

Wenn Sie sich zunächst auf die linke Säule der Graphik konzentrieren, sehen Sie dort zwei Zustände des Stoffwechsels in Bezug auf den Sauerstoff:

aerob mit Sauerstoff, d. h., die Leistungsbereitstellung erfolgt mit ausreichender Sauerstoffversorgung in der Arbeitsmuskulatur;

anaerob ohne (ausreichend) Sauerstoff, d. h., bei steigender Leistung vermag die Arbeitsmuskulatur nicht mehr ausreichend Sauerstoffmoleküle aufzunehmen.

Im aeroben Bereich wird die benötigte Energie in einem Verbrennungsprozess produziert. Dabei werden abhängig von der Belastung

Fettsäuren und / oder Kohlenhydrate (Zucker) mit Hilfe von Sauerstoff zu Wasser und Kohlendioxyd verbrannt (also wieder vergleichbar mit dem Verbrennungsmotor, Benzin und Sauerstoff). Als «Abfallprodukt» des Verbrennungsprozesses fallen kleine Mengen an Milchsäure / Laktat an (ähnlich den Schadstoffen beim Benzinmotor), die im aeroben Bereich vom Körper problemlos abgebaut werden können.

Je höher die momentan erbrachte Leistung ist, desto höher ist der Verbrauch an «Treibstoff» – hier also an Sauerstoff.

Der Mensch kann nun seine Geschwindigkeit so lange steigern, bis die Sauerstoffaufnahmekapazität der Muskulatur erschöpft ist (= anaerobe Schwelle). Nun kann er aber noch weiter die Leistung steigern und über einen zweiten Stoffwechselweg zusätzliche Energie produzieren, ähnlich wie ein Turbolader. Diese Energiegewinnung beruht nicht auf dem ökonomischen Verbrennungsprinzip. Denn bei dem anaeroben (= ohne Sauerstoff) Stoffwechsel wird der Energie liefernde Zucker nicht mehr verbrannt (wie der Automotor), sondern vergärt (wie saurer Most), und es entsteht überproportional viel Milchsäure (Laktat), sodass diese nicht mehr abgebaut werden kann. Bei anhaltend hoher Leistung auf diesem Niveau bricht der Stoffwechsel unter dieser «Übersäuerung» zusammen. Ein recht anschauliches Beispiel ist der 400-m-Lauf in der Leichtathletik. Die Athleten sind erschöpft und könnten nicht nochmals 400 m in dieser Geschwindigkeit zurücklegen.

Erinnern Sie sich an das Beispiel aus dem vorherigen Kapitel (der typische Laufanfang): Bereits ab der ersten Straßenecke «bedient» sich der Fitnesswillige des anaeroben Stoffwechsels. Das geht einige Minuten gut, bis der Körper selber «drosselt» – unser Laufanfänger hat das Gefühl, nicht genügend Luft zu bekommen, und muss daher langsamer laufen. Kaum hat er sich etwas erholt, wird wieder Gas gegeben. Es wird sich wieder einige Sekunden bis Minuten des anaeroben Stoffwechsels bedient, bis die Kapazitäten dieses Systems erschöpft sind. Je nach «Leidensfähigkeit» (und die ist oft sehr ausgeprägt) dauert dies zwischen 2 bis 15 Minuten. Anschließend muss wieder zum aeroben System gewechselt werden.

Dieses Hin und Her ober- und unterhalb der anaeroben Schwelle

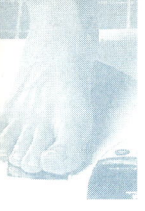

ist sehr typisch für Menschen mit leichtem bis starkem Übergewicht. Er/sie hat nach kurzer Verschnaufpause das Gefühl, «es geht wieder», dann wird das Tempo wieder gesteigert, um kurz darauf festzustellen: «… jetzt geht nichts mehr.» Eine solche wechselhafte Belastung ist nicht geeignet, um dem Körper einen gesunden Trainingsreiz zu verschaffen – geschweige denn, dass Körperfett verbrannt wird.

Nun ist der Unterschied zwischen aerobem und anaerobem Stoffwechsel nicht so relevant für das Thema Fettverbrennung. Jahrelang hat man nur den Unterschied aerob/anaerob kommuniziert, bis viele Leute wirklich geglaubt haben: «Aerob = gut = Sauerstoffüberschuss = Fettverbrennung.» Das ist aber weit gefehlt und stimmt so nicht!

ENERGIE

Wenn Sie in der obigen Abbildung die rechte Säule der Graphik betrachten, sehen Sie dort die zwei Zustände des Stoffwechsels in Bezug auf den benutzten «Brennstoff»: Kohlenhydrat- und Fettstoffwechsel.

Die zweite, sehr wichtige Unterteilung, die wir machen müssen, beschäftigt sich also mit der Frage der Energiegewinnung, d. h., was wird als Energiequelle genutzt? Die zwei wesentlichen Energieträger in unserem Körper sind Kohlenhydrate und die Fette. Dabei geht es nicht um das, was wir gerade gegessen haben, sondern um die Speicherformen dieser Energieträger (Depotfett und Glykogen).

Genau wie die «anaerobe Schwelle» bei der Sauerstoffversorgung, so gibt es auch bei der Energieversorgung eine Schwelle/Grenze, wo der Körper von primär Fettverbrennung auf hauptsächlich Kohlenhydratverbrennung «umschaltet». Diese Grenze nennen wir «Fett-Schwelle». Unterhalb dieser Schwelle benutzen wir primär Fette und oberhalb der Fettschwelle primär Kohlenhydrate zur Energiegewinnung. (Die Eiweiße haben wir der Einfachheit halber in dieser Betrachtung vernachlässigt.)

Die Fettschwelle ist für das FettMobilisations-Training von größter Bedeutung und weitaus wichtiger als die anaerobe Schwelle. Die Fettschwelle liegt pulsmäßig betrachtet bei jedem Menschen sehr viel niedriger als die anaerobe Schwelle.

Da beide Systeme, Sauerstoff und Energie, parallel laufen, ergeben sich somit physiologisch gesehen drei Stoffwechsellagen, mit denen wir uns bewegen können (vergleiche Graphik «Stoffwechsel»):

→ ein unterer Bereich (FM-Bereich), in dem primär Depotfette mit ausreichend Sauerstoff in der Muskulatur verbrannt werden,

→ ein mittlerer Bereich (Intensitäts-Bereich), in dem primär Kohlenhydrate mit ausreichend Sauerstoff verbrannt werden, und

→ ein oberer Bereich (Spitzen-Bereich), in dem Kohlenhydrate unter Sauerstoffschuld vergärt werden.

DER FETTMOBILISATIONS(FM)-BEREICH

Der «untere» Bereich unseres Stoffwechsel-Modells; wir nennen die Bewegung in diesem Pulsbereich «FettMobilisations- bzw. FM-Training».

Wie aus der Graphik «Stoffwechsel» (S. 62) ersichtlich ist, arbeitet der Körper mit ausreichender Sauerstoffversorgung in der Muskulatur (aerob) und bedient sich als Energiequelle primär der Fette! In diesem Pulsbereich wird bei gleichmäßiger Ausdauerbelastung Depotfett verbrannt, und zwar so viel, dass Sie nach einigen Wochen Bewegung, gekoppelt mit entsprechenden Ernährungsmaßnahmen (siehe Kapitel «Ernährung», S. 159), wirklich eine Veränderung feststellen können. Die Bewegung unterhalb der Fettschwelle wird aber erst dann zum echten Fettstoffwechsel-Training, wenn sie entsprechend lang und nüchtern durchgeführt wird (eine konkrete Anleitung dazu finden Sie im Kapitel «Bewegung», S. 119).

In vielen Trainingsbüchern steht «... Fette verbrennen nur im Feuer der Kohlenhydrate». Auch das ist richtig, denn es gibt nicht entweder Fette oder Kohlenhydrate – es ist immer ein Gemisch. Für unsere Betrachtung ist relevant, was hauptsächlich genutzt wird. Im FM-Bereich erfolgt die Energieproduktion unter bestimmten Voraussetzungen (lang und nüchtern) zu etwa 80 % aus Depotfetten.

Bewegung im FettMobilisations-Bereich hat neben dem effektiven Fettverbrennen auch noch andere positive Effekte:

→ **Herz-Kreislauf-System**

In diesem Bereich wird auch Ihr Herz-Kreislauf-System am effektivsten trainiert und vorbereitet auf zukünftige Belastungen. Nicht umsonst lässt man Patienten nach einem Herzinfarkt das Training zur Rehabilitation genau in diesem Bereich abwickeln.

→ **Stress und Burn-out**

Durch regelmäßiges FM-Training schüttet Ihr Körper bei gleicher Stressbelastung weniger Stresshormone aus. Die nachfolgende Kettenreaktion hat geringere Ausmaße. Sie erinnern sich: genau, zwei Fliegen mit einer Klappe! Allerdings stellt sich dieser Effekt erst nach einigen Monaten ein.

→ **Immunsystem**

Haben die Stressreaktionen Ihres Körpers ein geringeres Ausmaß, bleiben Ihre Abwehrkräfte erhalten bzw. werden diese sogar gestärkt. Nebst einer besseren Infektabwehr gegen äußere Infektionskeime (Erkältung, Grippe, Lungenentzündungen usw.) wird auch die Abwehr gegen körpereigene, veränderte Zellen, welche permanent entstehen, effektiver.

DER INTENSITÄTS-BEREICH

Der «mittlere» Bereich unseres Stoffwechselmodells. Wir nennen ihn auch den «Wohlfühlbereich».

Während die Sauerstoffversorgung immer noch ausreichend ist, bedient sich der Körper nun primär der Kohlenhydrate als Energiequelle. Es werden auch etwas Fette verbrannt, jedoch ist die Menge zu gering, als dass Sie jemals etwas an Ihrer Figur merken würden. Der Großteil aller «Abnehm»- und «Figur»-Sportler sowie der so genannten Lauf-Einsteiger befinden sich – trainieren sie ohne Pulsvorgaben – im Intensitäts-Bereich. Ebenfalls finden hier die meisten Spielsportarten statt (siehe «Pulskurve Tennisspieler», S. 51).

Wir sprechen bei der Mitte des Intensitäts-Bereiches auch vom

«Wohlfühltempo», da Sie ohne große Anstrengung Ihren Kreislauf auf diesen Puls bringen können. Sie haben in diesem Bereich auch nicht das Gefühl, sich zu überlasten. Man hält das je nach Leistungsstand 40 bis 80 Minuten durch, hat hinterher ein leichtes und wohliges Müdigkeitsgefühl, aber man könnte im Anschluss nicht nochmals die gleiche Strecke bewältigen.

Bei dieser Intensität wird kein bzw. kaum Depotfett verbrannt, wie das im FM-Bereich der Fall ist. Herz-Kreislauf- und Immunsystem werden bereits belastet, und je nach Häufigkeit und Dauer treten auch psychische Ermüdungen auf. Natürlich schaffen Sie sich zu den meist psychischen Reizen des Arbeitstages einen physischen Ausgleich, aber mit Fettverbrennung hat das nichts zu tun.

DER SPITZEN-BEREICH

Der «obere» Bereich unseres Stoffwechsel-Modells. In unserem höchsten Leistungsbereich «vergären» wir die Kohlenhydrate und gehen eine Sauerstoffschuld ein. Wir halten das einige Sekunden bis wenige Minuten aus. Ein 400-m-Lauf findet ausschließlich im Spitzen-Bereich statt. Das Training oberhalb der anaeroben Schwelle ist für einen Sprinter der Leichtathletik absolut notwendig. Für einen Übergewichtigen wie auch für Untrainierte ist ein Bewegungstraining in diesem Bereich nicht sinnvoll und unter Umständen sogar gesundheitsschädigend. Und vor allem: von Fettverbrennung keine Spur.

DER FM-PULS, EINE GRATWANDERUNG?

Fest steht: wenn bewegen, dann im FM-Bereich! Nur ist das gar nicht so einfach, denn eine effektive Fettverbrennung und die gewünschte hormonelle Umstellung finden nur in der engen Bandbreite des «FM-Pulses» statt. Sind wir schneller unterwegs, was für jeden von uns ohne große Anstrengung möglich ist, dann befinden wir uns im «mittleren»

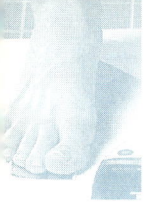

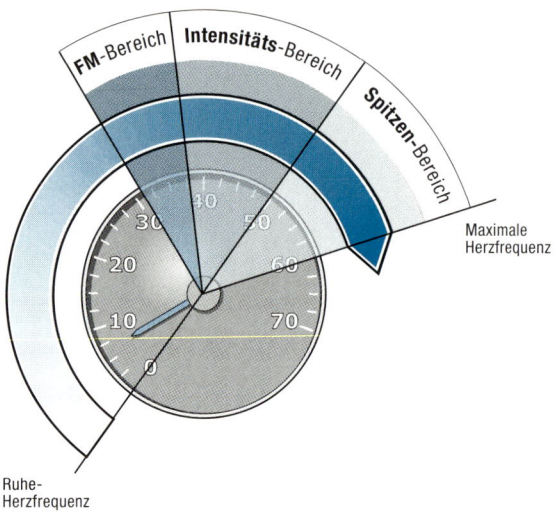

FM-Bereich

Intensitäts-Bereich

Spitzen-Bereich

40

30

50

20

60

10

70

0

Maximale
Herzfrequenz

Ruhe-
Herzfrequenz

Die Drehzahlbereiche

oder sogar im «oberen» Drehzahlbereich und erreichen unser Ziel der Fettverbrennung nicht. Unterhalb des FM-Pulses ist die Bewegung zu gering, um dann überhaupt noch einen Effekt zu erzielen.

Von unserer gesamten Drehzahlbandbreite (Ruhepuls bis Maximalpuls) erzielen wir also nur in einem verhältnismäßig kleinen Bereich einen großen Fett verbrennenden Effekt.

Dazu das Beispiel von O. Petersen: Mein Ruhepuls liegt um die 55 Schläge pro Minute, mein Maximalpuls ist etwa 180, somit beträgt meine Bandbreite 125 Schläge. Meine Pulswerte für die Fettverbrennung betragen gemäß Laktattest 105 bis 125 und somit gerade mal 16 % der gesamten Bandbreite. Außerhalb dieses engen Bereiches erziele ich nur einen Bruchteil der Effekte. Es gilt also: Auf die für Sie richtige Drehzahl kommt es an!

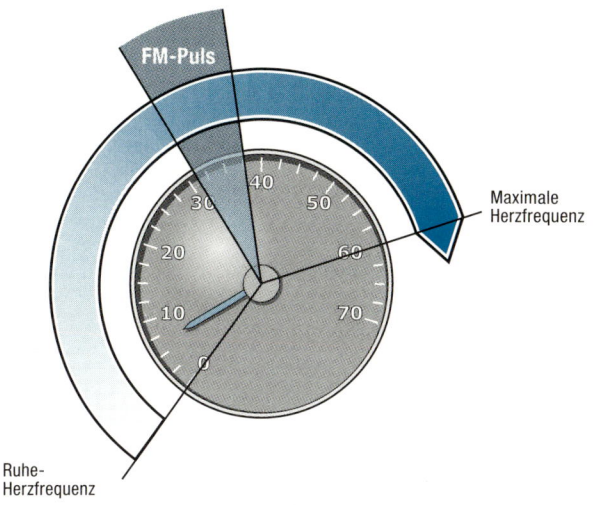

Maximale
Herzfrequenz

FM-Puls

Ruhe-
Herzfrequenz

Nur ein kleiner Bereich ...

FAUSTFORMELN & CO.

Wo hoch ist nun Ihr FM-Puls? Das ist die zentrale Frage für das Thema Fettverbrennung. Nun haben Sie sicher auch schon von Faustformeln gehört oder Tabellen gesehen, die Pulswerte je nach Alter enthalten.

Wir möchten Ihnen mit einem weiteren Beispiel zeigen, wie unsinnig diese oft sind. In der folgenden Tabelle haben wir die Daten von nur 13 Personen, die einen Maximalpuls-Test absolvierten, den Berechnungen mit der gebräuchlichsten Faustformel «220 minus Lebensalter sei die maximale Herzfrequenz» gegenübergestellt.

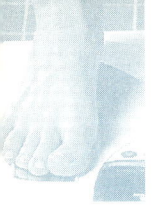

Name	Alter	max. HF nach Formel	max. HF effektiv	Differenz
1	27	193	206	13
2	25	195	193	−2
3	24	196	194	−2
4	25	195	188	−7
5	24	196	200	4
6	24	196	187	−9
7	24	196	186	−10
8	24	196	196	0
9	24	196	206	10
10	26	194	194	0
11	24	196	211	15
12	27	193	217	24
13	27	193	203	10

Von 13 Personen stimmte nur bei 2 (15 %) die theoretische maximale Herzfrequenz genau überein, bei weiteren 5 Personen (38 %) war die Abweichung kleiner als 10 Schläge. Bei 6 Teilnehmern (46 %) war die Abweichung 10 oder mehr Schläge, die größte Abweichung lag bei 24 Schlägen!

Für effektive Fettverbrennung sind Faustformeln und Tabellen nicht geeignet, da sie nur einen rechnerischen Durchschnitt präsentieren. Die individuellen Abweichungen können, wie auch dieses Beispiel belegt, zum Teil erheblich sein.

Warum ist das so? Beim Blick in den Spiegel wird deutlich, dass jeder Mensch ein Individuum ist – auch Sie sind einmalig! Daher gilt: Herz ist nicht gleich Herz, und Kreislauf ist nicht gleich Kreislauf.

Wir haben zwar alle eine Nase, zwei Augen, einen Mund usw., und dennoch finden wir unter Millionen von Menschen nicht einen, der einem anderen aufs Haar gleicht. Wenn dann noch Bewegung hinzukommt (z. B. die Mimik des Gesichtes), dann sind selbst eineiige Zwillinge sofort auseinander zu halten. Diese Tatsache trifft nicht nur auf unser Äußeres zu, sondern auch auf die Zellen im Inneren des Körpers.

Wir sind zwar alle mit einem Herzen, einer Lunge, mit Blutbahnen usw. ausgestattet, doch auch was diese Organe betrifft, ist jeder Mensch ein Unikat. Spätestens wenn wir dieses System in Aktion betrachten, wird deutlich, wie groß hier die Unterschiede sein können.

Es gilt also: Sie haben Ihren Kreislauf – andere Personen haben ein anderes Herz-Kreislauf-Verhalten. Ein effektives und Zeit sparendes Fettverbrennungsprogramm muss diese Individualität eines jeden Einzelnen berücksichtigen. Ein weiteres Problem von Faustformeln und Pauschalregeln ist, dass sie die Veränderungen des Fitnesszustandes unbeachtet lassen. Doch gerade eine übergewichtige bzw. untrainierte Person erfährt in den ersten fünf bis zwölf Monaten eine große Veränderung des gesamten Stoffwechsels, sodass sich die Pulswerte enorm verändern können.

Immer wieder wird in Lifestyle-Magazinen und von den selbst erkorenen Fitnessgurus für die Fettverbrennung mit Faustformeln gearbeitet, wie z. B.

→ Maximalpuls = 220 minus Lebensalter …
  Dass dies nicht stimmt, haben wir bereits gezeigt.
→ Genereller Trainingspuls ist 140 …
  Diese Empfehlung ist genauso falsch wie die Bewegungskampagne der Sechziger, «Trimming 130».
→ Laufen Sie im Sauerstoffüberschuss (aerob) mit Laktatwert 4 …
  (Laktat = Milchsäure)
  Aerob ist, wie Sie bereits wissen, nur die halbe Wahrheit, denn der mittlere Intensitäts-Bereich ist sicher aerob, nur leider wird kaum Fett verbrannt. Auch ein Laktatwert von 4 (mmol / L) ist sicher kein optimaler Fettverbrennungsbereich.
→ Man sollte sich noch unterhalten können …
  Gerade dieses Wohlfühltempo ist sehr trügerisch und verleitet zum Training im mittleren Pulsbereich, d. h., es werden primär Kohlenhydrate verbrannt.

Dazu der Sportmediziner Dieter Lagerstrøm:

Die alte Trainingsregel Puls gleich «180 minus Lebensalter» ist absurd und meist nicht zutreffend, das wäre ungefähr so, als würde im Kaufhaus nur noch Schuhgröße 45 verkauft.

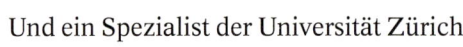

Und ein Spezialist der Universität Zürich:

Um die Herzfrequenz zu bestimmen, sollte ein Test durchgeführt werden. Nur so kann der optimale Bereich exakt bestimmt werden. Näherungswerte unter Einbezug von Alter und maximaler Herzfrequenz sind unzuverlässig.

Mit immer komplizierteren Formeln wird versucht, eine individuelle Analyse zu umgehen. Das Traurige an der Geschichte: Irregeführt durch solche Pauschalempfehlungen und Faustformeln, erreichen gut 2/3 der Fitnesswilligen ihre Ziele nicht. Nun – dies wird Ihnen nicht passieren, denn das FATBURNER-Programm beinhaltet das Ermitteln Ihrer individuellen Pulswerte!

Wie Sie Ihren FM-Puls durch einen geeigneten Test ermitteln, besprechen wir im Kapitel «Bewegung», doch zuvor werden wir noch etwas ganz Wichtiges tun: Ihr figürliches Ziel definieren!

FAKTEN:

→ Depotfett kann nur mit Bewegung verbrannt werden.
→ Die Intensität für eine optimale Fettverbrennung ist sehr individuell und wird durch einen Test bestimmt. Nur so können Sie sicher sein, auch wirklich Depotfett zu verbrennen.

Ihr Ziel

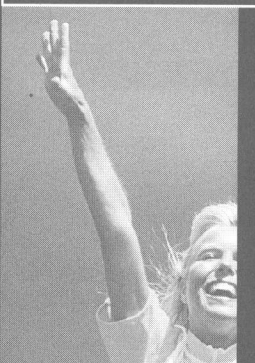

Bevor wir ein motivierendes Ziel für Sie finden, schauen wir uns zuerst die Gründe an, warum es nicht funktionieren könnte, wir nennen diese «Killergründe»:

→ «Ich habe keine Zeit für Bewegung oder Training.» – Sie sind also auch dem Irrtum erlegen, dass Sie sich erst einmal stundenlang abrackern müssen, um erfolgreich Fett abzubauen. Mit dem FAT-BURNER steht Ihnen das vermutlich zeitsparendste Maßnahmenpaket zur Verfügung! Durch geschicktes Ausnutzen der Physiologiegrundlagen wird es möglich, mit wenig Zeiteinsatz viel Fett zu verbrennen. Lassen Sie sich also nicht irreführen, drei bis vier Stunden sind ausreichend, um nach einigen Wochen bereits einen positiven Effekt zu erzielen.

→ «Ich bin viel zu untrainiert, bereits nach wenigen Minuten Bewegung bin ich fix und fertig.» – Das ist völlig normal; niemand ist mit Kondition und Ausdauer auf die Welt gekommen! Auch Sportler haben sich diese antrainiert – und das können Sie auch. Extrem wichtig ist gerade am Anfang die Steuerung Ihres Pulses, wie es im Kapitel «Bewegung» beschrieben wird. Sie werden sich wundern, wie wenig anstrengend ein gutes und wirkungsvolles FM-Training in Wirklichkeit ist.

→ «Ich bin viel zu dick und fett für Bewegung.» – Gerade deshalb fangen wir mit langsamer Bewegung an; es ist schließlich unumstritten, dass eine langfristig stabile und gesunde Gewichtsreduktion nur mit mäßiger Bewegung zu erreichen ist. Dazu ein Sportmediziner:

« Langsam, lange und regelmäßig – tu etwas, aber habe immer das Gefühl, zu wenig getan zu haben.»

→ «Ich bin zu alt.» – «Menschen werden nicht alt, weil sie eine Anzahl Jahre leben, sondern weil sie ihre Ideale aufgeben.» – So weit die neuzeitliche Philosophie zu dem Thema. Rein medizinisch gesehen gibt es keinen Grund, warum Sie sich nicht auch im höheren Alter regelmäßig bewegen sollten. Aufgrund des voranschreitenden Alterungsprozesses und der damit einhergehenden Verlangsamung des Stoffwechsels ist die vorgestellte Bewegungsmethode im letzten Lebensdrittel unbedingt zu empfehlen.

➔ «Ich habe Probleme mit meinem Körper (Knie, Füße, Hüfte etc.).» – Auch das ist normal, denn mehr als 60% der Bevölkerung leiden unter einer Fehlstellung und anderen orthopädischen Problemen. Bei dem von uns propagierten ruhigen und gleichmäßigen FM-Training sind nahezu keine Belastungen zu verzeichnen.

Der menschliche Körper ist offensichtlich ein Gebilde, welches eher einen «Stand-Schaden» erleidet, als durch zu viel Bewegung überlastet zu werden.

Auf alle Fälle hat unsere Lebensweise – zumindest in der so genannten Ersten Welt – dazu geführt, dass ungleich mehr Menschen an den Folgen eines Stand-Schadens leiden, als dass sie wegen körperlicher Hyperaktivität «verglüht» sind. Übergewicht kann als verlässliches Maß für den Spielstand im «Match» Kalorienzufuhr gegen körperliche Bewegung herangezogen werden. Helfen Sie dem Verlierer dieses Matchs, nämlich sich selbst, durch das FATBURNER-Programm auf die Sprünge.

Der durch Rückenschmerzen gebeutelte Bewegungsapparat dankt es Ihnen: Knie und Hüften meckern nicht mehr gleich bei jeder Treppe. Gleichzeitig verschiebt sich das Verhältnis Fett/Muskulatur zugunsten der Muskulatur. Ihr Bewegungsapparat hat zunehmend mehr aktive Transportsubstanz zur Verfügung und muss weniger Ballast herumwuchten. Über die Veränderung des Verhältnisses Muskulatur/Fett hinaus wird der übrige Bewegungsapparat mit den Knochen, Sehnen, dem Knorpel- und Stützgewebe gestärkt und leistungsfähiger.

Bei anfänglichen Schmerzen suchen Sie sich einen Arzt, der sich auch selbst regelmäßig bewegt und Ihnen als Vorbild dienen kann; gerade er/sie wird Sie verstehen und kann Ihnen wirklich helfen, wenn Sie ihm/ihr Ihr Vorhaben schildern.

➔ «Das FATBURNER-Programm ist ja ganz schön und gut, aber das schaffe ich nie.» – Sie können es ja gar nicht wissen, bevor Sie es nicht probiert haben! Die Grenzen setzen wir uns im Kopf, und meist sind viel größere Veränderungen möglich, als wir vermuten.

Das Killer-Modul

Sie mögen noch andere Gründe finden, warum Sie weiterhin besser untätig bleiben sollten. Wir nennen es das «Killer-Modul» in unserem Hirn: Es wird immer dann aktiv, wenn wir eine gute Idee haben oder uns einen Traum erfüllen wollen, der tief in unserer innersten Gefühlswelt verborgen ist. Sicher ist es Ihnen auch schon einmal passiert, dass Sie einen Geistesblitz hatten, für Millisekunden stellte sich ein tolles Gefühl ein, das kurz darauf wieder verschwindet, weil sich alle möglichen «Wenn und Aber» in ihrem Gehirn breit machen.

Das Killer-Modul ...

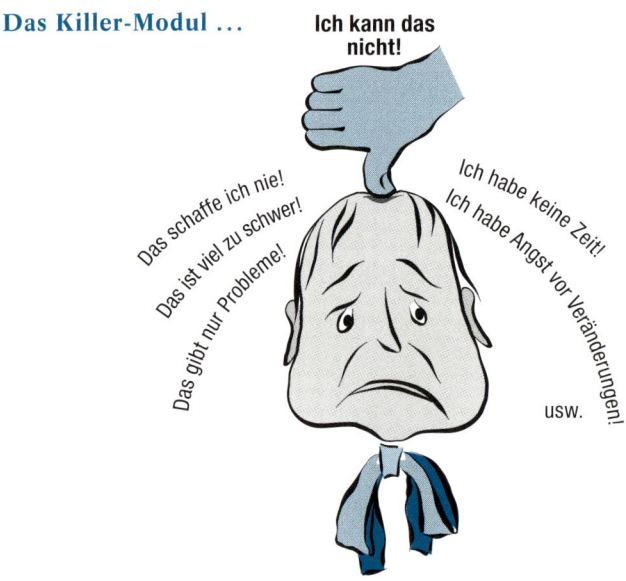

Das Killer-Modul ist sehr kreativ und hat nur eine Aufgabe: Sie davon abzuhalten, etwas zu tun. Es beschäftigt Sie so lange mit den Risiken, mit den Pro und Kontra und mit den negativen Erfahrungen, die Sie bereits gemacht haben, bis Sie die Idee in Ihrem Hirn begraben. Da diese Vorgänge sich unbewusst und innerhalb von Millisekunden abspielen, haben wir nur eine geringe Chance, diese zu beeinflussen. Gerade deshalb ist Ihre persönliche und verpflichtende Zielsetzung so wichtig.

DAS WINNER-MODUL

DAS WINNER-MODUL

Unsere Gedanken von heute sind unsere Handlungen von morgen. Wenn wir aber das Killer-Modul nicht abschalten können und nicht nur negativ gepolt durch das Leben gehen wollen, dann haben wir nur die Möglichkeit, so viele positive Gedanken wie möglich bewusst zu denken – in der Hoffnung, dass einige davon auch in unserem Unterbewusstsein anlangen. Damit wir nicht falsch verstanden werden: Es geht uns nicht um einen gekünstelten Zweckoptimismus nach dem Motto «Es wird schon werden», sondern es geht um die Öffnung unserer Gedankenwelt für Möglichkeiten, denn möglich ist in der Regel mehr, als wir zu träumen wagen.

Ihr Winner-Modul!

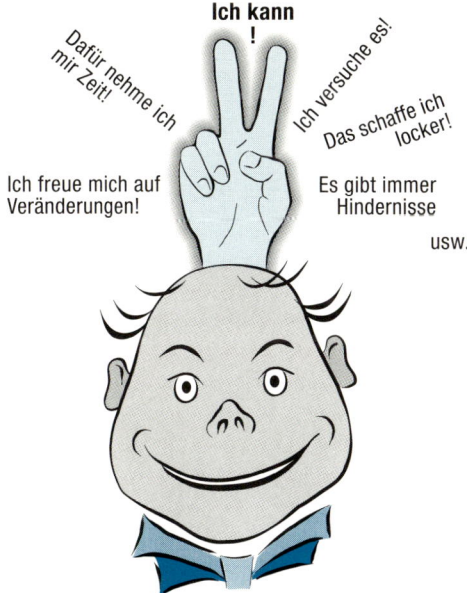

Seien Sie bereit für Ihren möglichen Erfolg und begraben Sie Ihre Chancen nicht gleich im Kopf!

Wir möchten Ihnen an dieser Stelle einige Beispiele von ehemaligen «Leidensgenossen», die es geschafft haben, präsentieren:

JÖRG MAUBACH, GRAPHIKER, EHEMALS 102 KG

« Ich möchte mich bedanken für die guten Tipps zum Abnehmen nach der Petersen-Methode. Nachdem ich im letzten Jahr durch verschiedene Ursachen (Arbeit am Computer, zu hartes Ruderergometer-Training) zu einem Tennisarm gekommen bin (ich spiele aber gar kein Tennis) und mit dem Training aussetzen musste, daraufhin aber immer fetter wurde, habe ich mir einen Fahrrad-Hometrainer zugelegt und trainiere jetzt möglichst oft morgens nach dem Aufstehen unter Berücksichtigung der FM-Pulswerte.

Der Erfolg kam langsam, aber stetig. Ich habe schon zwischen 8 und 10 kg abgenommen (männlich, 193 cm. Vorher: 102,5 kg, jetzt: 93 – 94 kg je nach Tagesform), ohne dafür meine Essgewohnheiten drastisch einschränken zu müssen.

Ich versuche aber auch nach 18 Uhr keine «große» Mahlzeit mehr einzunehmen, um die «Fastenzeit» noch etwas zu verlängern. Eine gute Sache, die im Grunde – außer der Überwindung, morgens zu trainieren (Radfahren ist langweilig, aber vor dem Frühstücks-Fernseher vergeht die Zeit sehr schnell), und kleinen Einschränkungen bei der Nahrungsaufnahme – keine «Opfer» verlangt. Außerdem hat das frühe Training den Vorteil, dass man eine viel bessere Tageskondition und Kreislaufstabilität bekommt. – Also, nochmals vielen Dank für die Tipps, ich gebe Ihr System gerne an jeden weiter, der mich fragt: «Du hast abgenommen, oder?»

THUN AG – EIN UNTERNEHMEN MIT NUNMEHR SCHLANKEM MANAGEMENT

Mit dem Programm THUNfit lancierte die Geschäftsleitung ein mittelfristiges Maßnahmenpaket, um die Gesundheit ihrer Mitarbeiter aktiv zu fördern.

Der Vorbildrolle des Managements voll bewusst, waren es auch die Damen und Herren der obersten Führungsebene, die den ersten Kurs «burn FETT statt burnout» im Mai 1999 belegten. Die Teilnehmer absolvierten einen SMART-Test und definierten ihr persönliches Gesundheitsziel. Unter Anleitung wurde dann ein eigener Trainingsplan erstellt.

Im Oktober, nach 5 Monaten, kam die Stunde der Wahrheit – in einem Follow-up-Seminar wurden die gleichen Werte erhoben, um festzustellen, ob wirklich Verbesserungen des Fitnesszustandes bei den Teilnehmern eingetreten sind.

Die Ergebnisse sprechen für sich. So konnte die Führungscrew allesamt ihren Körperfettanteil, einer der Risikofaktoren, um durchschnittlich 4,1 % senken. Die 8 Teilnehmer bauten insgesamt 22 kg Fett ab. Eine Folge des gezielten Fettstoffwechsel-Trainings, welches nur möglich wurde, weil die individuellen Belastungswerte via Test ermittelt und dann mit einem Pulsmesser im Training kontrolliert wurden.

Eduard Tkocz

In 9 Monaten von 0 auf 42 195 m? – Wie sollte das zu schaffen sein?

Das Ziel war klar definiert. Jetzt galt es, das Gesagte auch in die Tat umzusetzen. Und zwar so, dass es von Anfang bis zum Ende Spaß machen sollte.

Meine Frau Gerlind, die mich später und auch heute noch regelmäßig nach meinen Trainingseinheiten massiert, schenkte mir ein Herzfrequenzmessgerät, und von unserem Sohn bekam ich zu Weihnachten 1999 ein Buch von Ole Petersen geschenkt. Wie sich später herausstellen sollte, war das wohl der Anfang zu einem erfolgreichen und Freude bringenden Training.

Schon einige Wochen vorher habe ich mit den ersten Gehversuchen begonnen. Das sah so aus, dass ich mich frühmorgens oder spätabends im Schutz der Dunkelheit auf die

Straße gewagt habe und meine ersten vorsichtigen Schritte probiert habe. Wenn nun jemand glaubt, ich sei gleich losgerannt … geirrt! Walking war am Anfang angesagt. Ungefähr 10 km in 1:45h. Das habe ich einige Male wiederholt, bis ich mich an die ersten Laufschritte getraut habe. Aber gaaaaanz langsam!

Und es hat funktioniert.

Obwohl es mir überhaupt nicht liegt, hier ein wenig Buchführung:

	31. 12. 1999	31. 8. 2000
Körpergröße	184 cm	184 cm
Gewicht	92 kg	79 kg
Bauchumfang	107 cm	95 cm
Ruhepuls	68	48

So, das hat schon mal viel Freude gemacht …

… und es war einfacher, als ihr denkt!

Nach den ersten Versuchen und der Lektüre von Oles Buch habe ich mich an die längeren Distanzen gemacht. Wichtig war und ist mir auch heute, dass ich mit diesem Training meine Gesundheit fördere und nicht das Gegenteil eintritt. Allen Einsteigern über 30 in den Sport rate ich ganz dringend: Nichts übertreiben! Mit Geduld und Spaß kommt man einfacher und schneller ans Ziel!

Mit dem 4-Stunden-Programm und der 3-L-Methode (leicht, locker, lang) konnte ich bereits nach wenigen Wochen mehr als 1 Stunde ohne Unterbrechung laufen. Weitere Infos unter:

<http://www.namibiatrip.de/Tabelletest.htm>

Ihr Ziel? Nun aber zu Ihnen – jetzt werden wir Ihren Erfolg gestalten und dazu als ersten Schritt Ihr ganz persönliches Ziel definieren.

ZIELDEFINITION

ZIELDEFINITION

«Ein gutes Ziel muss messbar sein», lautet ein zutreffender Leitsatz im Management. Für die Figur ist es eigentlich einfach, messbare Ziele zu definieren. Der bekannteste und gebräuchlichste Parameter ist das Gewicht. Somit könnte ein Ziel lauten: «Ich möchte 6 kg abnehmen.»

Auch wir haben uns früher täglich auf die Waage gestellt – in der Hoffnung auf ein Wunder. Dabei ist das Gewicht des Körpers nur ein Ausdruck dafür, mit welcher Kraft dieser von der Erdanziehung auf die Erde gedrückt wird. Wenn man weiterbohrt, ist es nicht die eigentliche Zahl auf der Anzeige der Waage, die uns stört, sondern die Ausmaße, die Form, der Umfang unseres Körpers.

Die täglichen Schwankungen unseres Gewichtes werden durch den Wasserhaushalt unseres Körpers verursacht. Sehr schön zu verfolgen ist das in der Sauna, wo man nach 2 bis 3 Gängen meist 1 bis 2 kg leichter ist als vorher, auch hier geben sich einige Personen dem Irrglauben hin, es handle sich um Fettverlust.

Bei gleicher Größe und gleichem Gewicht können Personen recht unterschiedliche Körperformen aufweisen. Dies ist in hohem Maße abhängig vom Körperfettanteil. Je mehr Fett sich unter der Haut im Bindegewebe ansammelt, umso weicher und voluminöser wird der Körper und sieht «dicker» aus. So ist es möglich, dass wir über Jahre hinweg unser Gewicht stabil halten, aber dennoch ganz allmählich, fast schleichend, mehrere Zentimeter an den bekannten Problemstellen zulegen. Ein Seminarteilnehmer drückte es so aus:

> *«Ich habe seit 15 Jahren das gleiche Gewicht, aber meine Beine und Arme werden immer dünner und mein Bauch immer dicker, ich bin ein Ballon auf dünnen Stecken geworden.»*

Es geschieht eine interne Umverteilung, die primär durch körperliche Inaktivität, aber auch durch die Verlangsamung unseres Stoffwechsels im Alter hervorgerufen wird.

> *«Mit zunehmendem Alter verändert sich tatsächlich die Körperzusammensetzung derartig, dass die fettfreie Masse ab-*

nimmt, die Fettmasse hingegen zunimmt. Diesem Trend kann durch vermehrte körperliche Aktivität zusammen mit einer bedarfsgerechten und fettreduzierten Ernährung entgegengewirkt werden.» (Quelle: Fettverteilung in einer schweizerischen Population, die AIR94-Studie)

Wir verlieren Muskelmasse, da wir diese weniger brauchen, und legen mehr Fett zu, obwohl unser Gewicht konstant bleibt. Wenn diese Symptome erstmalig von einer Person realisiert werden, ist neben Frust die häufigste Reaktion der Beginn einer Diät. Dass damit leider genau das Gegenteil erreicht wird, haben wir bereits geklärt.

Es leuchtet also ein, dass ein anderer Messparameter für Ihr Ziel gefunden werden muss. Die Lösung ist einfach:

Wir messen das, was uns wirklich stört – die Problemzonen, die Wampe, den Körperumfang!

Zur Zieldefinition und zur eigenen Kontrolle dient Ihnen die Tabelle «Persönliche Figurkontrolle»:

Als Messinstrument brauchen wir zunächst keine Fettwaagen oder Fett-Analyzer, sondern nur ein einfaches Maßband, wie es fast in jedem Haushalt vorhanden ist. Nun messen Sie am besten jetzt gleich Ihren momentanen Ist-Zustand.

Die Messpunkte

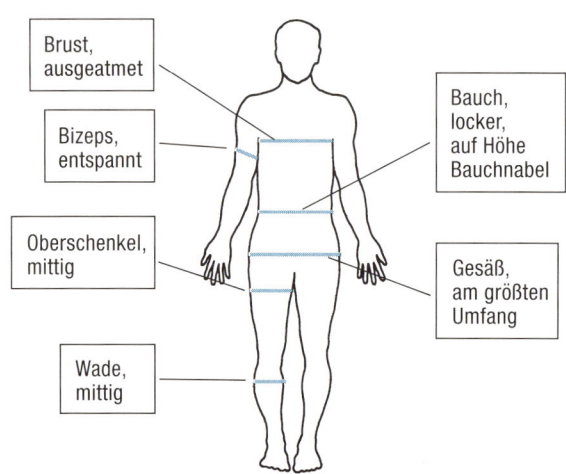

Brust, ausgeatmet

Bizeps, entspannt

Oberschenkel, mittig

Wade, mittig

Bauch, locker, auf Höhe Bauchnabel

Gesäß, am größten Umfang

FIGURKONTROLLE

Datum													Zielwerte
Bizeps (entspannt) in cm													
Brustumfang (ausgeatmet)													
Bauch (locker)													
Gesäß (größter Umfang)													
Oberschenkel (mittig)													
Wade (mittig)													

FETTANTEIL- UND GEWICHTSKONTROLLE

Datum													Zielwerte
Fettanteil in %													
Gewicht in kg													

LEISTUNGSFÄHIGKEIT

Datum									Zielwerte
Distanz bei 15 Min. Gehen mit Obergrenze FM-Puls									

Zur Kontrolle Ihres Fortschrittes messen Sie Ihren Körperumfang einmal pro Monat und tragen die Ergebnisse in die Tabelle ein.

DIE INDIZES

Sehr verbreitet in der Diskussion und in der Therapie von Übergewicht sind so genannte Indizes wie …

DAS IDEALGEWICHT

Über 30 Jahre galt das Idealgewicht (= Körpergröße – 100 – 10 %) als das Maß der Dinge. Allerdings waren die angegebenen Idealwerte tendenziell eher zu niedrig, und es werden statistische Fehler unterstellt. Das Idealgewicht wird heute kaum noch gebraucht. Unser Urteil: Nicht maßgebend!

DER BODY MASS INDEX

In aller Munde ist zurzeit der **B**ody **M**ass **I**ndex, auch BMI genannt (= Gewicht : Größe in Metern^2). Ein BMI über «25» soll leichtes Übergewicht bedeuten, ab «30» wird starkes Übergewicht postuliert. Aber auch dieser Wert basiert nur auf den Parametern Größe und Gewicht, da gilt ein Bodybuilder mit wenig Körperfett schnell als übergewichtig und ein Model mit hohem, gesundheitlich bedenklichem Fettanteil als idealgewichtig. Unser Urteil: Nicht brauchbar, entscheidend ist, woraus sich der Körper zusammensetzt!

DAS WAIST-HIP-RATIO
(TAILLEN-HÜFTE-VERHÄLTNIS)

Für das Taillen-Hüfte-Verhältnis (= Taillenumfang : Hüftumfang) werden bei Männern «0.95» und für Frauen «0.8» als obere Normwerte angegeben. Unser Urteil: Mäßig geeignet, da es ja auch andere Problemzonen gibt.

Bei all den Normwerten, Idealgewichten und Normalzuständen stellt sich für jeden die Frage: Was haben Sie als Individuum davon, wenn Sie sich mit dem Durchschnitt einer mehr oder wahrscheinlich eher weniger gesunden Bevölkerung vergleichen?

Unsere Antwort ist: Herzlich wenig! – Für Sie ist allein das persönliche Empfinden entscheidend. Wenn eine Person, die von den meisten Mitmenschen als «schlank» bezeichnet wird, an einer Problemzone abnehmen möchte, ist das ihr gutes Recht. Wenn sich umgekehrt eine als «dick» geltende Person pudelwohl fühlt, warum sollte sie dann abnehmen?

DAS KÖRPERFETT FESTSTELLEN

Für figürliche Ziele bieten periodische Messungen von Fettanteil und Körperumfängen die nötige Objektivität. Ihren Körperfettanteil können Sie ebenfalls in die Tabelle für die «Persönliche Figurkontrolle» eintragen.

Die Körperzusammensetzung gibt Aufschluss über das Verhältnis zwischen inaktiver (Fett-)Masse und aktiver (Muskel-)Masse. Die Fettmasse, die wir am Körper haben, ist nicht nur optisch sichtbar, sondern sie wirkt sich auch negativ auf unsere Leistungsfähigkeit aus, da sie als inaktive Masse quasi immer «mitgeschleppt» werden muss. Bei einer großen Fettmasse wird von extremem Übergewicht gesprochen und beim fortschreitenden Krankheitsbild von einer Adipositas (schwere Fettleibigkeit).

In deren Folge ergeben sich Konsequenzen wie erhöhte Belastung der Wirbelsäule, der Bandscheiben und des gesamten Gelenk- und Bandapparates. Ein erhöhter Fettanteil führt zu Ablagerungen in den Blutgefäßen mit dem Risiko eines hohen Blutdruckes und der Arteriosklerose, aus der sich dann wiederum Herz- und / oder Hirninfarkt entwickeln können.

Zwischen Blutfett (Cholesterin) und einem hohen Körperfettanteil (Fettleibigkeit) besteht nur bedingt ein Zusammenhang. Ein fettleibiger Mensch kann durchaus normale Cholesterinwerte haben, und umgekehrt kann auch eine schlanke Person über sehr hohe Cholesterinwerte verfügen.

Auch sind nicht unbedingt nur die etwas korpulenteren Menschen von einem hohen Körperfettanteil betroffen, sondern wir finden auch bei extrem schlanken Menschen (insbesondere Frauen) hohe Werte vor. Wir umschreiben dieses Phänomen mit dem Begriff «Model-Effekt», was anschaulich belegt, dass unser Körper die angesammelte Fettmasse nur ungern und als Letztes hergibt. Bei Topmodels der Modebranche haben wir Körperfettwerte bis zu 30 % (!) gemessen.

Frauen haben bei gleichem Alter einen vergleichsweise höheren Fettanteil als Männer, da Mutter Natur davon ausgeht, dass eine Frau ihr Kind auch zur Welt bringen können soll, wenn keine Nahrung mehr zur Verfügung steht. Hier die Referenzwerte für den Körperfettanteil.

Tabelle Körperfettanteil

Frauen Alter	In Prozent Exzellent	Gut	Mittel	Schlecht
20–24	18,8	22,0	24,8	29,6
25–29	18,8	22,0	25,4	29,8
30–34	19,5	22,6	26,3	30,5
35–39	21,1	23,8	27,7	31,5
40–44	22,5	25,5	29,2	32,7
45–49	24,1	27,2	30,8	34,1
50–54	26,5	29,5	33,0	36,2
55–	27,3	30,9	34,2	38,0

Männer Alter	In Prozent Exzellent	Gut	Mittel	Schlecht
20–24	10,8	14,9	19,0	23,0
25–29	12,8	16,5	20,3	24,3
30–34	14,5	18,0	21,5	25,2
35–39	16,1	19,3	22,6	26,1
40–44	17,5	20,5	23,6	26,9
45–49	18,6	21,5	24,5	27,6
50–54	19,8	22,7	25,6	28,7
55–	20,3	23,5	26,7	29,8

Aber auch hier wieder: Wenn Sie sich lediglich mit dem Durchschnitt der Bevölkerung vergleichen, muss dies für Ihr eigenes Empfinden überhaupt nicht relevant sein. Viel wichtiger ist: Wir brauchen Ihre individuellen, momentanen Ist-Werte (Umfänge in cm und Fettanteil in %) für ein messbares Ziel!

Zur Bestimmung des Körperfetts sind dabei zwei Methoden erwähnenswert:

WIDERSTANDSMETHODE (BIOIMPEDANZ-METHODE)

Von der elektrischen Leitfähigkeit des Körpers wird ein Rückschluss auf dessen Zusammensetzung gemacht. Hierzu sind in den vergangenen drei Jahren einfache und kostengünstige Geräte auf den «Haushaltsmarkt» gebracht worden. Diese Geräte, genannt Fettwaagen oder Fettmonitore, sind noch erschwinglich (zwischen 150,– und 300,– DM / sFr.), weisen aber zum Teil recht hohe Ungenauigkeiten auf. Die Hersteller selbst sind sehr widersprüchlich in puncto Genauigkeit ihrer Geräte, denn auf der einen Seite wird eine Toleranz von ± 0,1 % angegeben, und anderseits wird betont, dass die Geräte für medizinische Zwecke nicht geeignet seien.

Fettwaage

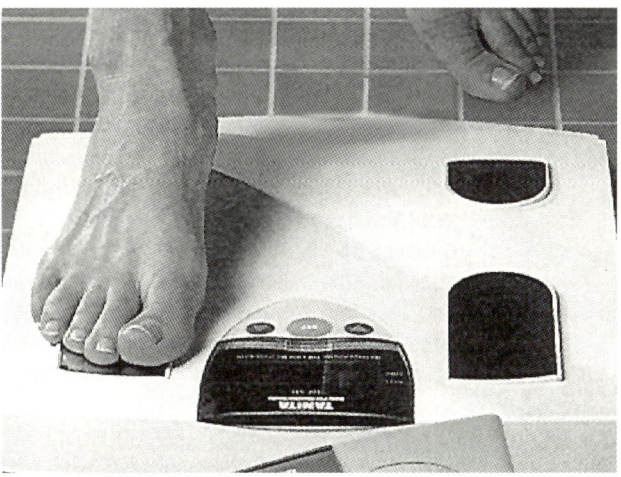

Wenn auch die absoluten Werte nur bedingt dem tatsächlichen Fettgehalt entsprechen, so kann daheim zumindest festgestellt werden, ob der Körperfettanteil sich verändert. Dazu ist jedoch unbedingt notwendig, dass Sie Ihre Messungen «standardisieren», d. h. am gleichen Wochentag zur gleichen Zeit unter gleichen Bedingungen, z. B. sonntagmorgens nach dem Aufstehen noch nüchtern und ohne jegliche Wasserzufuhr.

Anstelle der Fettwaagen sind kleine, handliche Taschenmonitore entwickelt worden und werden nun auch auf dem europäischen Markt angeboten. Unser Urteil: Gute Idee, da es sich um ein Gerät im Taschenformat handelt und man jederzeit und überall Messungen durchführen kann. Die Taschenmonitore sind zwar wegen der hohen Messtoleranzen für medizinische Zwecke nicht geeignet, aber allein durch den hohen Unterhaltungswert kommen Diskussionen in Gange, und es wird für einen sinnvollen Messparameter sensibilisiert.

Fettmonitor

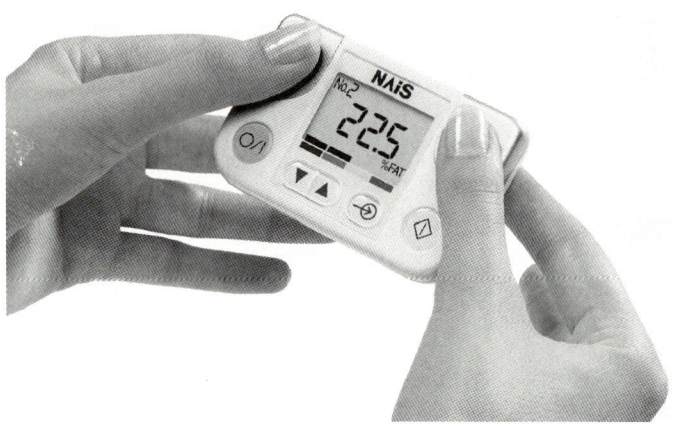

FOTOOPTISCHE METHODE (INFRAROT-METHODE)

Ein Infrarotmessfühler wird an den Körper gehalten. Durch die Reflexion des ausgesendeten IR-Strahles können die Menge und Ausdehnung der Fettzellen bestimmt werden. Diese Geräte sind in der Anschaffung teurer (zwischen 4000,– und 6000,– DM / sFr.) und werden meist von Kliniken und präventiv orientierten Fitnesszentren eingesetzt. Sie bieten einen guten Mittelweg zwischen Aufwand und Messgenauigkeit. Wenn Sie die Chance haben, in Ihrer näheren Umgebung eine Messung mit einem solchen Gerät durchführen zu lassen, dann sollten Sie dies z. B. zweimal pro Jahr machen. Eine Messung kostet ca. 15,– bis 30,– DM / sFr.

Egal welche Methode Ihnen zur Verfügung steht, es ist wichtig, dass die Messungen zum Zwecke der Vergleichbarkeit immer mit derselben Methode und wenn möglich mit demselben Gerät gemacht werden. Die absoluten Werte unterschiedlicher Messmethoden sind untereinander nicht vergleichbar.

ZIELDEFINITION – DIE ZEIT

Da wir nunmehr die richtigen Parameter für die Fettverbrennung definiert und ermittelt haben, können wir Ihre Zielsetzung konkretisieren.

Nehmen wir an, Sie möchten Ihren Bauchumfang (zurzeit 108 cm) reduzieren, und Ihr Wunsch ist, den Gürtel drei Löcher (ca. 9 cm) enger zu schnallen. So lautet Ihr Ziel nicht mehr wie oben «Ich möchte 6 kg abnehmen», sondern besser «Ich will einen Bauchumfang von 99 cm haben». Eine andere Möglichkeit ist, den Körperfettanteil zur Zieldefinition zu wählen: «Ich möchte meinen Fettanteil um 4 % auf 22 % reduzieren.»

ZEITKOMPONENTE

Ihr Ziel ist nun präzise und messbar. Da Sie sicher Ihr Ziel möglichst schnell erreichen wollen, ist es sinnvoll, auch die Zeit festzulegen. Wie heißt es so treffend: «Ein Ziel ist ein Traum mit Termin.»

Daher gehört der Zeitpunkt auch zu Ihrem figürlichen Ziel, z. B.:
«Ich möchte im August einen Körperfettanteil von 22% haben.»
«Ich würde gern im März einen Bauchumfang von 99cm haben.»
Zu einer realistischen Einschätzung der Zeitspanne, die nötig ist, um Ihr Ziel zu erreichen, können Sie auch Rat einholen bei solchen

Anbietern, die Messungen und Tests durchführen. Wie viel Training Sie brauchen, um ein Kilo Depotfett zu verbrennen, hängt auch von Ihrer momentanen Fähigkeit ab, Fett zu mobilisieren. Theoretisch lassen sich Rechenbeispiele aufstellen.

Die folgende Berechnung beruht auf der Annahme, dass die Person mit ihrem FM-Puls eine Leistung von 100 Watt auf die Pedale bringt. Nach obigem Rechenbeispiel würde es bei zwei FM-Trainings pro Woche etwa 20 Wochen dauern, um ein Kilo Körperfett abzubauen.

Kalorientheorie

Berechnung der Fettmenge bei 1 Std. lockerem Radeln

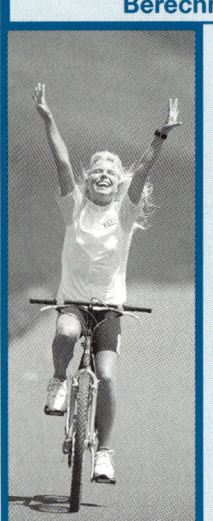

100 Watt x 3600 sec = 360 000 Joule
= 360 kJ Arbeit/h

Wirkungsgrad des Körpers sind ca. 25 %
(75 % sind Wärme, innere Reibung etc.) d. h.,
360 kJ extern geleistete Arbeit entsprechen
1440 kJ intern produzierte Arbeit,
1440 kJ ≈ 360 kcal

Die Energie gewinnt der Körper im GA-Bereich
(nach ca. 20 Min.) zu

~ 12 % aus Eiweiß = 43 kcal
(4,1 kcal = 1 g Eiweiß)   ➜ 10 g

~ 18 % aus Kohlenhydraten = 65 kcal
(4,1 kcal = 1 g KH)   ➜ 16 g

~ 70 % aus Fetten = 252 kcal
(9,3 kcal = 1 g Fett)   ➜ 27 g

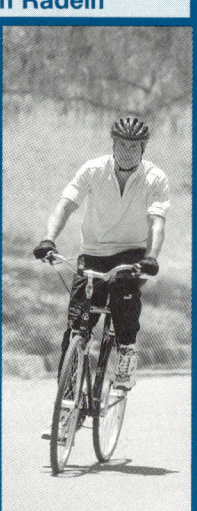

Brächte die betreffende Person mit ihrem FM-Puls 200 Watt Leistung auf die Pedale, wäre die verbrannte Menge Fett ungefähr doppelt so groß. Das heißt: Bei größerer Leistungsfähigkeit Ihres Fettstoffwechsels kann in gleicher Zeit mehr Fett verbrannt werden. Dies erklärt auch, warum es für untrainierte Personen am Anfang ungleich schwieriger ist, sichtbar Fett loszuwerden.

Allerdings unterstellen solche Rechenbeispiele, dass der Stoffwechsel bei allen Menschen nach gleichem Muster abläuft, aber genau das ist eben nicht der Fall. Daher halten wir entsprechende Tabellen, aus denen man den theoretischen Kalorienverbrauch für irgendwelche Tätigkeiten pro Stunde ablesen kann, für unsinnig. Entscheidend ist, dass Sie von einem *schlechten* bis *mäßigen* «Fettstoffwechsler» zu einem *guten* Fettstoffwechsler werden. Für eine solche Umstellung sollten Sie je nach Ausgangslage mit 6 bis 15 Monaten rechnen. Dafür bleiben Sie dann auch ein guter Fettstoffwechsler, selbst wenn Sie sich dann einmal etwas weniger bewegen oder eine Gourmetreise antreten.

Sicher ist auf jeden Fall, dass die Regelmäßigkeit zum Erfolg führt. Bereits mit zwei bis drei gezielten FM-Trainings pro Woche stellen sich dauerhafte Erfolge ein.

ZIELDEFINITION – DIE MOTIVATION

MOTIVATION

Formulierungen wie «Ich möchte …» oder wie «Ich würde gerne …» und «Ich will …» sind nicht dienlich, Ihre Motivation zu fördern. Das liegt daran, dass eine solche Wahl der Wörter Sie nicht in die Pflicht nimmt. Sie lässt Ihnen die Möglichkeit, auszuweichen bzw. es nicht zu tun.

Beispiel: «Ich möchte gerne …, aber ich habe keine Zeit.»

Außerdem steckt in den oben genannten Formulierungen immer auch die Möglichkeit des Scheiterns, des Versagens.

Beispiel: «Ich möchte gerne …, aber es klappt ja doch nicht.»

Eine motivierende Formulierung muss den definitiven Zustand beschreiben, d. h., dass es so sein wird, wie Sie es sich heute wünschen:

«Ich werde im März 2002 einen Bauchumfang von 99 cm haben.»

«Ich werde im August 2001 einen Körperfettanteil von 22 % haben.»

Sicher merken Sie den Unterschied, denn so bekommt Ihr Ziel die nötige Ernsthaftigkeit, und Sie nehmen sich in die Pflicht.

«Ich werde … – es kann gar nicht anders sein, komme, was wolle!»

Ihr persönliches Ziel

Wir bitten Sie nun, Ihr Ziel schriftlich zu formulieren. Die Zielformulierung ist mit der wichtigste Schritt. Nehmen Sie sich daher genügend Zeit und machen Sie dies in entspannter und angenehmer Atmosphäre.

Gehen Sie in sich, das Ziel sollte wirklich von Herzen kommen und nicht nur ein weiterer Versuch sein – diesmal wird es klappen!

Ihr Ziel wird Ihnen auch helfen, sich auf das Wesentliche zu konzentrieren und Wichtiges von Unwichtigem zu unterscheiden. Beachten Sie dabei die drei Elemente zur Konkretisierung:

→ Motivation
→ Präzision
→ Zeit

Mein Ziel

ICH WERDE

FETT VERBRENNENDE FAKTEN:

→ Eröffnen Sie sich gedanklich Ihre Möglichkeiten.
→ Die richtigen Parameter für Ihr Ziel sind Körpermasse und Körperfettanteil.
→ Ihr Ziel wird durch die Elemente Präzision, Zeit und Motivation konkretisiert.

DENK DICH SCHLANK!

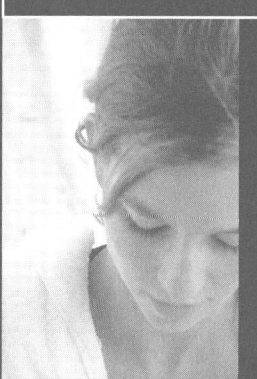

Jetzt steht Ihr Ziel, und Sie können anfangen, damit zu arbeiten. Bevor Sie jedoch Ihren Maßnahmenplan aufstellen, sollten Sie Ihr Gesundheitsziel in Ihrem Unterbewusstsein verankern. Wir erörterten bereits die «klare Zielvorstellung» und wie wichtig dabei Ihre bildliche Vorstellungskraft ist.

Sie haben «Ihr» Bild, Ihren Traum von dem Zustand, den Sie erreichen wollen – pardon – werden, z. B. das Bild,

➔ wie Sie Ihren Gürtel enger schnallen können,
➔ wie Sie eine schlanke Taille haben,
➔ wie Sie mit Ihrer Traumfigur vor dem Spiegel stehen.

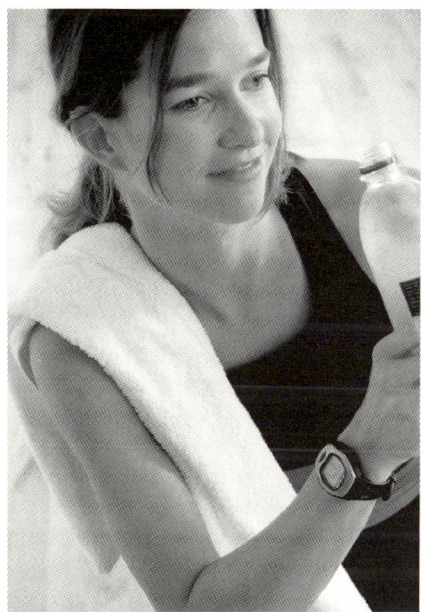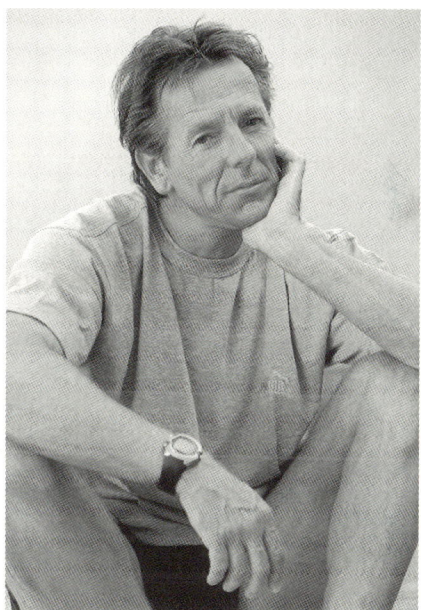

Visualisieren

Nutzen Sie Ihre Fähigkeiten zum «Tagträumen» systematisch zur Mobilisierung Ihres Unterbewusstseins – so erschließen Sie sich einen Großteil Ihrer Energie! Ihr Unterbewusstsein fährt für Sie z. B. Auto,

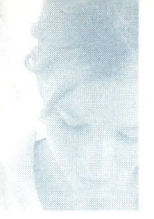

denn Sie überlegen nicht mehr groß, welchen Gang Sie einlegen müssen oder wann Sie die Kupplung treten – es fährt einfach. Ihr Unterbewusstsein übernimmt täglich tausend Aufgaben für Sie, warum sollte es Sie nicht auch auf dem Weg zu Ihrer Traumfigur unterstützen?

Sie benötigen:

→ 20 Minuten Zeit,

→ eine CD mit Entspannungsmusik oder die CD «Denk dich schlank!» (s. S. 180),

→ einen bequemen Sessel / eine Couch sowie

→ einen ruhigen, störungsfreien, eventuell abgedunkelten Raum.

VORGEHEN

Setzen Sie sich in den Sessel. Lesen Sie Ihr Gesundheitsziel zweimal laut und deutlich, um Ihre «Programmierung» aufzufrischen, «Ich werde ...».

Starten Sie nun die Musik.

Schließen Sie dann Ihre Augen, atmen Sie mehrere Male tief ein und aus. Stimmen Sie sich dann gedanklich auf Ihr Ziel ein. Nachdem Sie sich ausreichend eingestimmt haben, lassen Sie sich das Bild kommen von Ihrem Ziel. Es muss kein reales Bild sein, auch ein Phantasiebild ist gut. Wichtig ist, dass dieses Bild für Sie den Erfolg symbolisiert.

→ Beobachten Sie sich, wie Ihre (neue) Figur aussieht.

→ Spüren Sie, wie sich Ihr Körper anfühlt.

→ Genießen Sie den Zustand. Spüren Sie die innere Zufriedenheit, die sich einstellt.

→ Stellen Sie sich einzelne Schritte auf dem Weg zu Ihrem Ziel vor.

Dies kann ruhig mehrere Minuten dauern. Danach entspannen Sie sich noch einige Minuten und recken Sie Ihren nunmehr entspannten Körper. Dann öffnen Sie Ihre Augen.

«Denk dich schlank!» – nur Hokuspokus?

Uns sind Aussagen bekannt wie:

«Im Kopf muss es stimmen.»

«Wenn der Wille da ist, geht alles.»

«If you can dream it, you can do it.»

Der Umgang mit mentaler und emotionaler Energie beschäftigt seit längerer Zeit auch unsere westliche, stark rational geprägte Welt. Die Gesamtenergie, die uns zur Verfügung steht, teilt sich auf in bewusste (ca. 10 %) bzw. rationale und unbewusste (ca. 90 %), auch emotionale Kapazität.

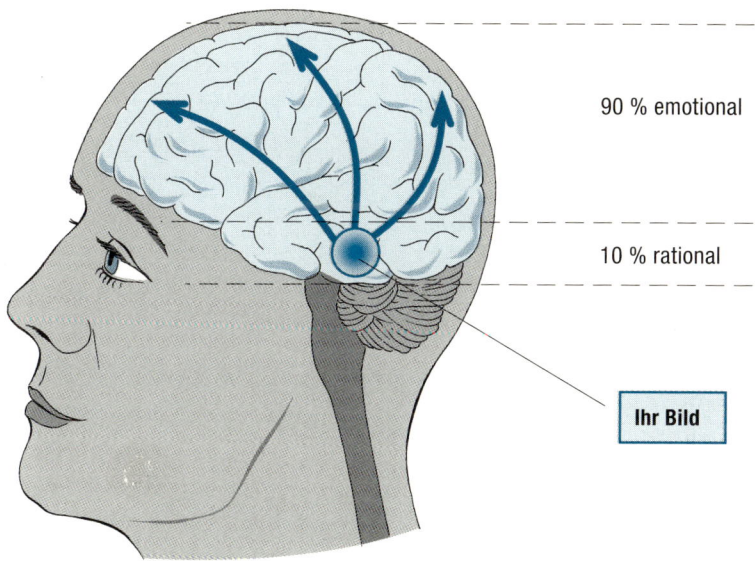

90 % emotional

10 % rational

Ihr Bild

Bewusstsein und Unterbewusstsein sind natürlich eng miteinander verknüpft. So wird z. B. beim Autofahren das Bewusstsein sofort wieder aktiviert, wenn eine «nicht standardisierte» Situation (Hindernis, Gefahr usw.) auftritt. Da unser Unterbewusstsein nur bedingt zwischen

Realität und Phantasie unterscheiden kann, haben wir die Möglichkeit, mit der Visualisierungsübung (gedankliche Verbildlichung) unser Unterbewusstsein zu «programmieren». Sie erreichen somit, dass ein Großteil Ihrer Energie an der erfolgreichen Verwirklichung Ihres Zieles mitarbeitet.

Ihr Erfolg zur Traumfigur wird nicht nur durch Wissen, Willenskraft und Erfahrung beeinflusst, sondern es sind gerade die Faktoren in Ihrem Unterbewusstsein, die das berühmte Zünglein an der Waage spielen. Diese Faktoren werden aber weder bei Diäten noch bei den meisten anderen Programmen zum Abnehmen berücksichtigt. Dabei ist es kein Hexenwerk, Ihr Unterbewusstsein zu aktivieren.

HÄUFIGKEIT

Wir empfehlen Ihnen, so eine Übung jede Woche ein- bis zweimal durchzuführen. Wenn Sie bisher noch nie ein Training dieser Art durchgeführt haben, wird es anfangs etwas ungewohnt sein. Diese Methode ist ein einfach gehaltenes Mentaltraining, das jedoch bei regelmäßiger Durchführung sehr effektiv ist. Denken Sie daran: Steter Tropfen höhlt den Stein!

Pulskurve bei Entspannung

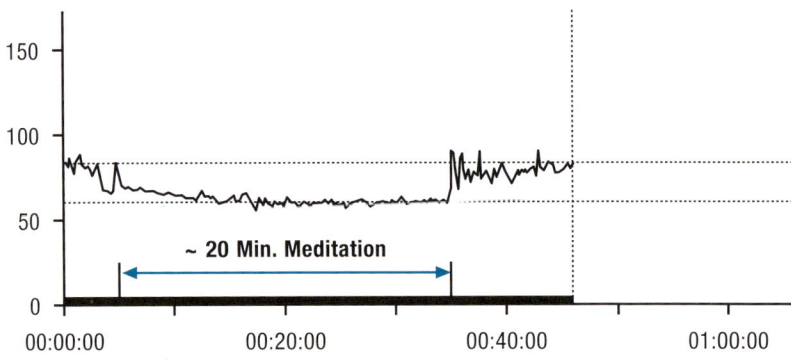

Nebeneffekt Entspannung

NEBENEFFEKT ENTSPAN-NUNG

Einleitende Entspannungsübungen zur Visualisierung sowie die Übung selbst helfen Ihnen, auch einen Teil Ihres Alltagsstresses abzubauen und dem gefürchteten Burn-out-Syndrom entgegenzuwirken. Und: Sie schlagen zwei Fliegen mit einer Klappe! Exemplarisch ist die Pulskurve abgebildet, die bei einer Person während einer Visualisierungsübung aufgezeichnet wurde.

Leider ersetzt das mentale Training nicht die Bewegung, mit der Sie Ihr Körperfett gezielt verbrennen werden – doch mehr dazu im nächsten Kapitel.

Fett verbrennende Fakten:

→ Kreieren Sie ein Bild von Ihrem Ziel.
→ Durch Visualisierung wird Ihr Unterbewusstsein aktiviert.
→ Der Entspannungseffekt wirkt unterstützend.

BEWEG DICH SCHLANK!

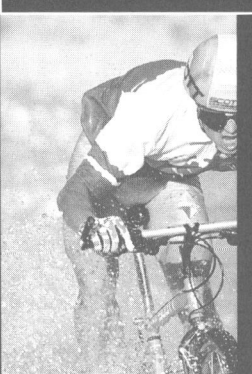

Ihr Bewegungsprogramm – Leicht, effektiv und Zeit sparend

Unser Fettstoffwechsel, auf welchen wir es mit dem Bewegungstraining primär abgesehen haben, reagiert auf eine ruhige und lange Ausdauerbelastung mit dem größten Anpassungseffekt. Es ist dafür notwendig, dass die Belastung konstant innerhalb der für Sie individuell ermittelten «FM»-Pulswerte gehalten wird. Wie wir bereits geklärt haben, kommen sämtliche Spielsportarten nicht in Betracht. Für das Thema Fettverbrennung eher ungeeignet und ineffizient sind gängige Angebote der Fitnessindustrie wie:

➔ klassisches Krafttraining an den Geräten
➔ sämtliche Formen des Aerobic, Stepp-Aerobic, Body-Forming usw.

Ideal sind ausdauerorientierte Bewegungsformen wie:

➔ Laufen / Joggen / Walking
➔ Wandern
➔ Radfahren
➔ Rollerskating
➔ Skilanglauf
➔ Schwimmen (mit Vorbehalt)
➔ Golf (unter bestimmten Voraussetzungen)

Dies heißt nicht, dass Sie oben aufgezählte Angebote eines Fitnesscenters nicht nutzen sollten und bis an das Ende Ihres Lebens nur noch Ausdauersportarten machen müssten. Jede Bewegungsform ist immer besser, als daheim auf der Couch zu liegen. Für ein echtes Fettstoffwechseltraining, welches Sie zu einem guten Fettstoffwechsler werden lässt, kommen Sie allerdings an den klassischen Ausdauerbewegungsformen nicht vorbei.

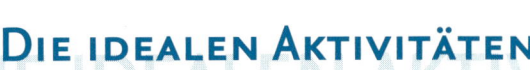

DIE IDEALEN AKTIVITÄTEN

Laufen – der Favorit

Das Laufen bzw. Jogging besticht durch seine Einfachheit – jeder und jede kann es ohne große Schulung mit wenig Aufwand und vor allem überall tun. Nicht nur die Natur lockt, auch das morgendliche Joggen in Großstädten übt seinen Reiz aus. Seit langer Zeit sind Joggingschuhe und Pulsmesser immer im Reisegepäck.

Prominentes Vorbild für das Laufen ist Deutschlands Außenminister Joschka Fischer:

« Noch im Sommer 1996 brachte ich bei 181 cm Körpergröße 112 Kilo auf die Waage, ein gutes Jahr später hatte ich wieder 75 Kilo erreicht – ohne Abmagerungskuren, ohne chemische Mittel, ohne Spezialdiäten, ohne Therapien – und ohne dafür besonders viel Geld auszugeben. »

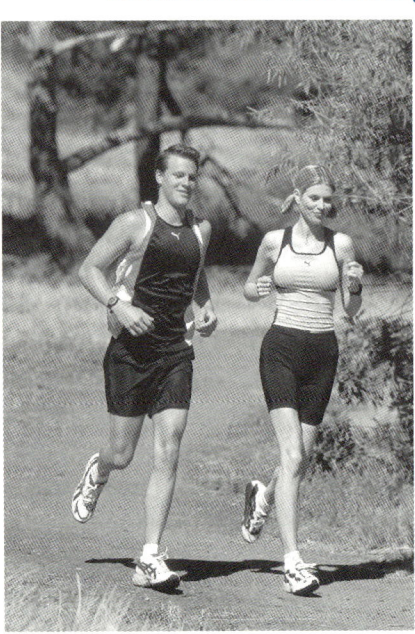
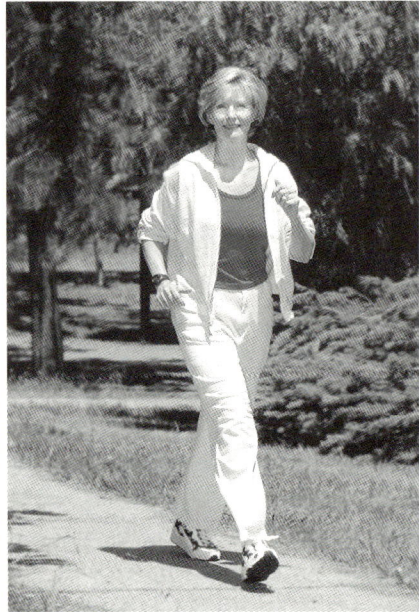

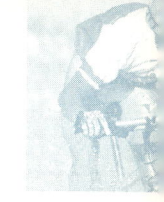

Joschka Fischer begann täglich zu laufen und ist mittlerweile einer der prominentesten Marathonläufer Deutschlands. Nachzulesen ist seine Geschichte in dem Buch «Mein langer Lauf zu mir selbst». Wenn auch sein schneller Gewichtsverlust, mit hervorgerufen durch die psychischen Belastungen seiner Trennung, sicher nicht der gesündeste Weg war und er bei seinen Marathonläufen eher einen abgekämpften Eindruck macht, ist sein Erfolg dennoch nicht zu übersehen.

Gehen, Walking oder Jogging?

Grundsätzlich spielt es keine Rolle, wie Sie Ihren FM-Puls im Training erreichen. Für viele Anfänger und Wiedereinsteiger ist ein Joggen zunächst nicht möglich, da der Puls selbst beim leichten «Traben» über den FM-Bereich hinaufschnellt. Somit ist zunächst zügiges Gehen bzw. Walking das geeignete Mittel.

Auch ist ein Abwechseln zwischen leichtem Joggen und Gehen durchaus möglich. Wechseln Sie zunächst alle zwei Minuten und steigern Sie den Joggingteil bis auf fünf Minuten. Oft kommt es auch vor, dass man eine Zeit lang genau zwischen Walking und leichtem Joggen liegt. Beim Joggen ist der Puls etwas zu hoch und beim Walken etwas zu niedrig. Wählen Sie die Gangart, die Ihnen vom Gefühl her am besten liegt.

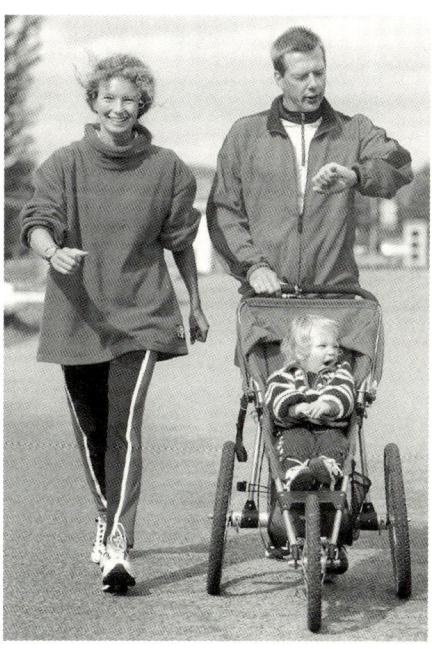

Versuchen Sie zuerst mit zügigem Gehen / Walking Ihren FM-Pulsbereich zu erreichen und dann konstant zu halten. Sollte das nicht reichen, dann versuchen Sie es mit leichtem Traben im flachen Gelände.

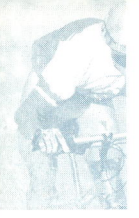

Ein FM-Training auf dem Laufband ist auch möglich, wenn Sie es entsprechend lange darauf aushalten.

Tipps zur Laufbekleidung

T-Shirt, Baumwolltrainer oder Sweatshirt sind eher ungeeignet für Ihr Lauftraining. Außer in den 2 bis 3 Sommermonaten sollten Sie sich durch so genannte Funktionsbekleidung gegen Nässe, Kälte und Wind schützen, um nicht bereits während des Lauftrainings auszukühlen und sich schlimmstenfalls zu erkälten. Geeignet ist ein direkt auf der Haut liegendes Klimahemd (z. B. Craft oder Odlo), das den Schweiß abtransportiert. Darüber eine leichte, atmungsaktive Windjacke. Für die Beine sind «Tights», direkt anliegende, aus dehnbarem Stoff geschnittene Laufhosen, zu empfehlen. Eine Kappe oder Schirmmütze schützt vor Auskühlen über den Kopf und im Sommer vor der Sonne, wenn sie sich mal zeigt. Farbe und Design sind dann wie immer Geschmackssache.

Tipps zu den Lauf- / bzw. Walkingschuhen

Das wichtigste Ausrüstungsutensil sind die Schuhe. Die müssen einfach für Sie stimmen, und da ca. 80 % unserer Bevölkerung mit orthopädischen Fehlstellungen der Füße umherlaufen, ist dies eine ganz individuelle Sache. Hier führt der erfolgreiche Weg über den Spezialisten im Lauf-Shop. Hier Geld sparen ist fehl am Platz. Lassen Sie sich ausreichend beraten und laufen Sie vor dem Kauf Ihrer Schuhe diese zur Probe. Bei einer fachgerechten Beratung wird Ihre Fußstellung analysiert (mittels Spiegel und / oder Fußabdruck) und werden Ihnen die geeigneten Schuhmodelle zur Probe präsentiert. Die meisten Fehlstellungen (die übrigens im normalen Alltag selten zum Problem werden) können mit Spezialaufschuhen korrigiert werden. Sollten jedoch die Fehlstellungen extremer sein oder mehrere sich kumulieren, dann helfen orthopädische Laufeinlagen. Sparen Sie nicht an den Schuhen!

Dämpfung

Fast alle führenden Hersteller versehen ihre Schuhmodelle mit einem Dämpfungssystem (z. B. Luft- oder Gelkissen), das im Fersen- und teils auch im Vorfußbereich eingebaut ist. Diese Dämpfungssysteme funktionieren mehr oder weniger gut und ermüden mehr oder weniger schnell. Äußerst positive Erfahrungen machen wir immer wieder mit einem sehr einfachen Zusatzprodukt, einer 2-mm-Zusatzeinlage, die unter die normale (oder unter die orthopädische) Einlage in den Schuh montiert wird. Das Elastomer-Material absorbiert einen großen Teil der auftretenden Schockwellen, Gelenke, Sehnen und Bänder werden geschont (Bezugsquellen im Serviceteil).

Orthopädische Laufeinlagen

Sollten Sie nach einigen Wochen / Monaten Ihres Lauftrainings Probleme mit den Knien und / oder den Füßen bekommen und diese Beschwerden nicht zu beheben sein, dann empfehlen wir Ihnen unbedingt, es mit orthopädischen Laufeinlagen zu versuchen. Der Gang zum Spezialisten wirkt meist Wunder. Damit Sie geeignete Einlagen erhalten, ist es notwendig, dass von Ihnen eine Laufbandanalyse mit Videoaufzeichnung gemacht wird. Orthopädische Fachgeschäfte, die sich auf Läufer eingerichtet haben, verfügen über solche Einrichtungen ebenso wie einige versierte Lauf-Geschäfte. Leider wird vielen Laufanfängern bei auftretenden Beschwerden vom Laufen abgeraten. Gehen Sie zu einem Arzt, der selber Läufer ist, denn der wird mit Ihnen eine Lösung finden.

Nordic Walking – für den ganzen Körper

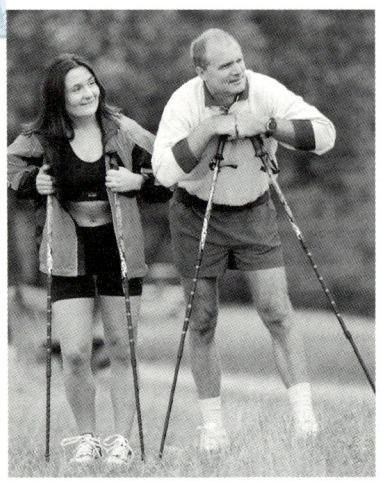

In den letzten Jahren hat sich das Nordic Walking als eine sinnvolle Alternative zum normalen Walking etabliert. Anstelle des einfachen Armschwungs beim Walking wird die Armbewegung mit Wanderstöcken durchgeführt. So werden gezielt auch der Oberkörper und die Arme trainiert. Es mag vielleicht etwas belustigend aussehen, mit «Skistöcken» durch den Wald zu laufen, aber es stellt ein äußerst effektives Ganzkörpertraining dar.

Wandern – das Geheimnis des gesunden und langen Lebens

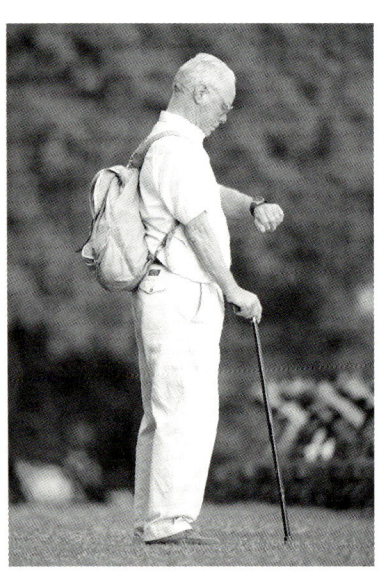

Speziell längere Wanderungen haben extrem positive Auswirkungen auf die Figur und die Gesundheit, selbst wenn die Intensität an der Untergrenze des «grünen» Pulsbereiches liegt. Aber es sollte regelmäßig durchgeführt werden, zwei lange Wanderungen im Frühsommer sind sicher zu wenig. Auch hier ist die Steuerung des Pulses extrem wichtig, wenn Sie Fett verbrennen wollen. Bei erfahrenen Wanderern, die dennoch Figurprobleme haben, ist das Tempo zu hoch! Regelmäßiges Wandern ist die ideale Bewegungsform, um Ihr FM-Training mit Natur und Partnerschaft zu verbinden.

Radfahren – die gelenkschonende Alternative

Es ist durchaus sinnvoll, das FM-Training mit dem Fahrrad zu machen – gerade dann, wenn Sie viele Kilos zu viel haben. Radfahren schont die Gelenke; bereits am Anfang ist es möglich, längere Einheiten zu absolvieren. Bei zwei bis drei Stunden auf dem Rad im flachen Gelände tut einem bestenfalls der Hintern etwa weh. Aber untrainiert ein bis zwei Stunden Joggen kommt nicht gut. Auch Kombinationen – Laufen / Rad oder Rad / Laufen – bieten sich an. Es muss absolut kein Rennrad sein. Welches «Stahlross» Sie benutzen, spielt überhaupt keine Rolle. Ein Citybike, ein Mountainbike, ein Hol-

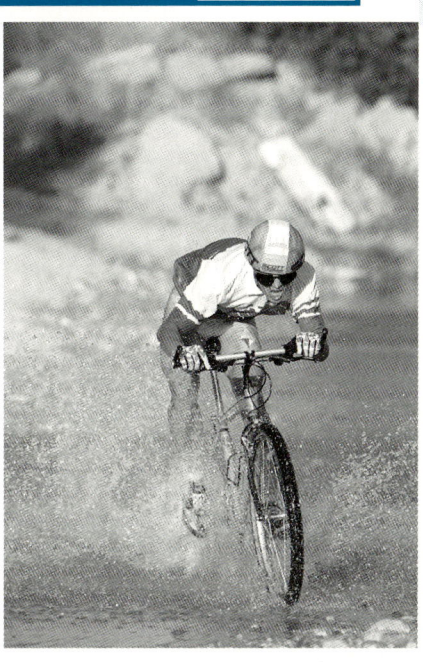

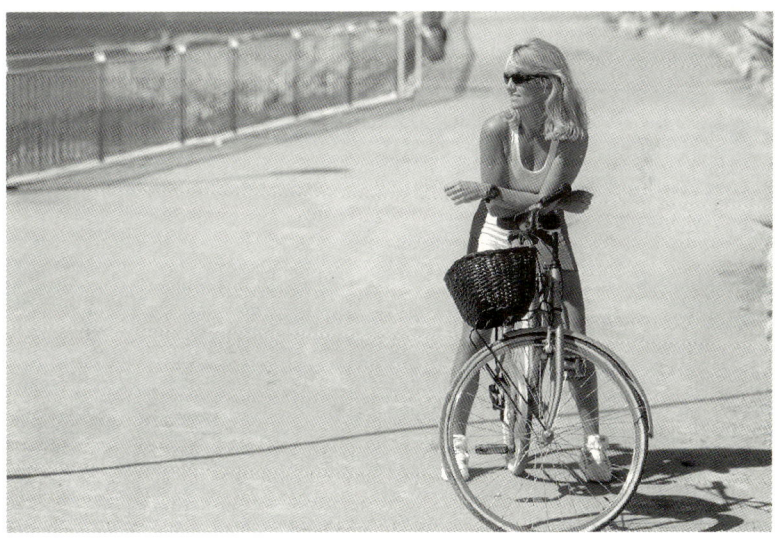

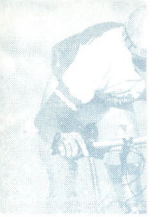

landrad, ob rostig oder neu – gefragt sind zwei Räder und zwei Pedale zum Treten. Ihr Fettstoffwechsel sieht nicht, womit Sie durch die Landschaft radeln, aber bitte fahren Sie mit Helm.

Hometrainer bzw. Ergometer sind genauso geeignet, wenn Sie es entsprechend lange darauf aushalten.

Rollerskating – die moderne Alternative

Das Skaten stellt eine gute Ganzkörperübung dar, doch auch hier gilt: Bitte mit Helm und Schützer skaten und vorher das Bremsen üben!

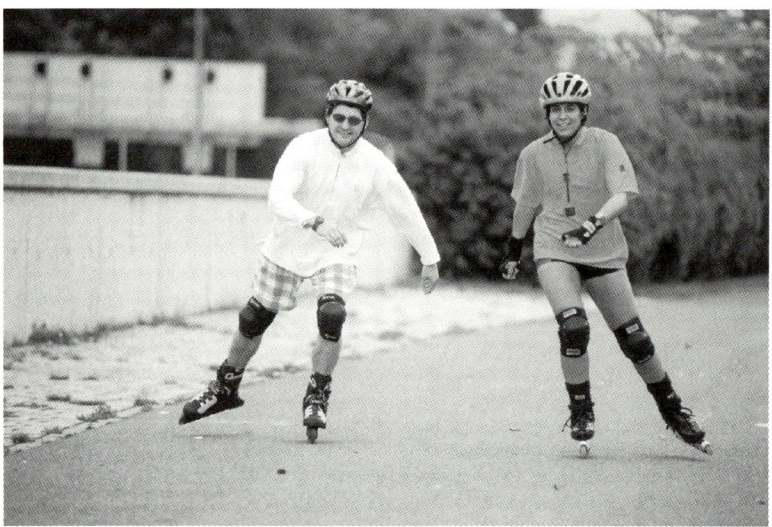

Skilanglauf – für die Winterzeit

Abseits der überfüllten Skilifte offenbart sich in vielen Wintersportgebieten eine Märchenlandschaft und lädt ein zum FM-Training. Klassischer Skilanglauf ist einfacher als gedacht, es muss ja nicht gleich der Engadiner Ski-Marathon sein.

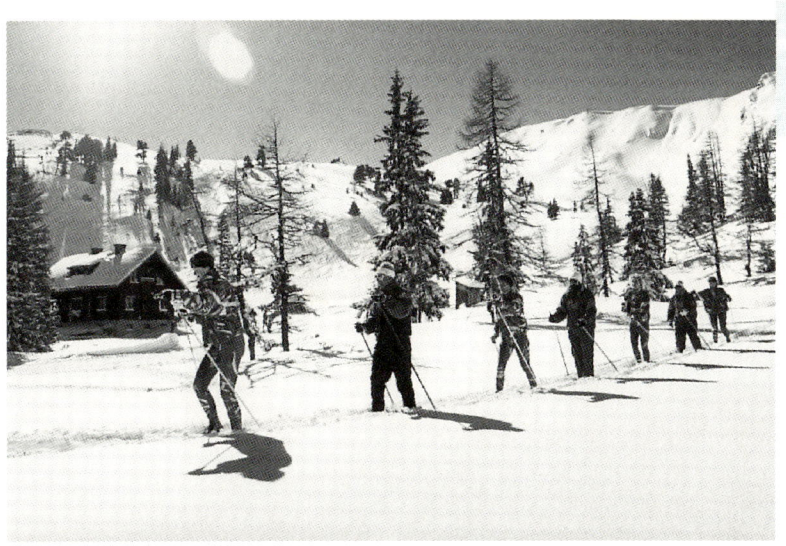

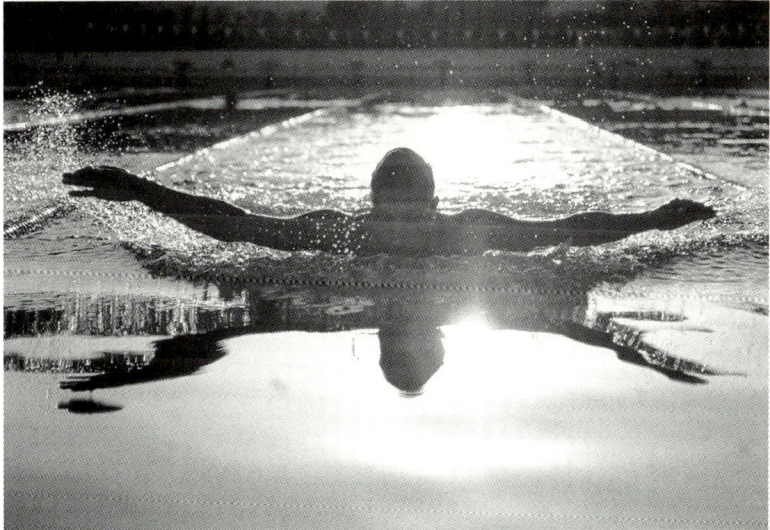

Schwimmen – nur für geübte Schwimmer

Ein gezieltes FM-Training lässt sich im Wasser nur bei einwandfreier Technik realisieren. Für ehemalige Wettkampfschwimmer ist es kein

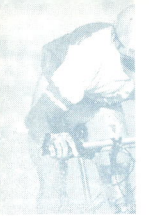

Problem, aber normale «Landratten» haben bereits mit der Atemtechnik so viel zu tun, dass sich die gewünschten Effekte nicht einstellen. Dennoch ist das Schwimmen eine gute Ganzkörperübung. Bevorzugen sollten Sie die Kraultechnik oder das Rückenkraulen; bitte vermeiden Sie aber das Brustschwimmen, da der Bewegungsablauf für Knie und Rücken orthopädisch eher ungünstig ist.

Golf – ohne Caddy

Beim Golfspielen auf dem Platz kann beim Gehen von Loch zu Loch durchaus ein FM-Training realisiert werden. Für Golfspieler heißt das: Pulsmesser anziehen und Intensität in den FM-Bereich steuern.

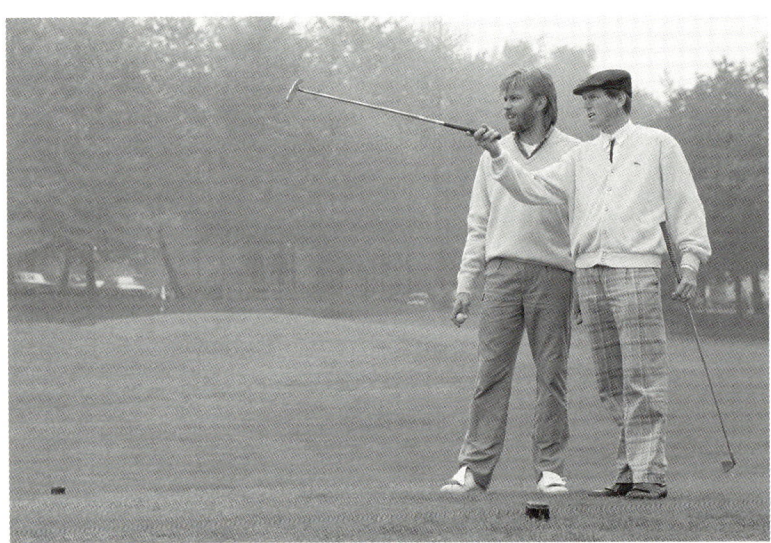

IHR FM-PULS

IHR FM-PULS

Welche der geeigneten Bewegungsarten Sie auch immer wählen, das Wichtigste ist, dass Sie in dem Pulsbereich unterwegs sind, bei dem Sie auch wirklich Fett verbrennen. Nun möchten wir Ihnen geeignete Test-methoden vorstellen, mit denen Sie Ihren individuellen FettMobilisati-ons-Puls ermitteln können.

Der «Smart-Test» – die Do-it-yourself-Testmethode

Diese Testmethode ist noch recht neu (seit Anfang 1998 auf dem Markt) und beruht auf langjährigen Forschungen der Polar Elektro OY, Finnland, des führenden Herstellers von Pulsuhren.

DURCHFÜHRUNG

Sie benötigen dafür keine Vorkenntnisse. Der Ablauf ist denkbar ein-fach.

Die dafür benötigte Pulsuhr (POLAR, M-Serie) ermittelt die idea-len Trainingsfrequenzen für Ihr FM-Training während fünf verschiede-ner Belastungsstufen von je zwei Minuten Dauer. Zuerst geben Sie Ihre persönlichen Daten (Alter, Geschlecht, Gewicht) in die Uhr ein. Sie wählen eine flache Geh-/Laufstrecke und starten die Uhr.

→ Die ersten zwei Minuten gehen Sie mit langsamer Geschwindig-keit (langsames Schritttempo).

→ Die zweiten zwei Minuten gehen Sie mit normaler Geschwindigkeit (Wandertempo).

→ Die dritten zwei Minuten gehen Sie mit forschem Tempo (zügiges Walkingtempo).

→ Die vierten zwei Minuten joggen Sie mit langsamer Geschwindigkeit.

→ Die letzten zwei Minuten joggen Sie im normalen Tempo (Wohlfühltempo, evtl. sogar etwas schneller).

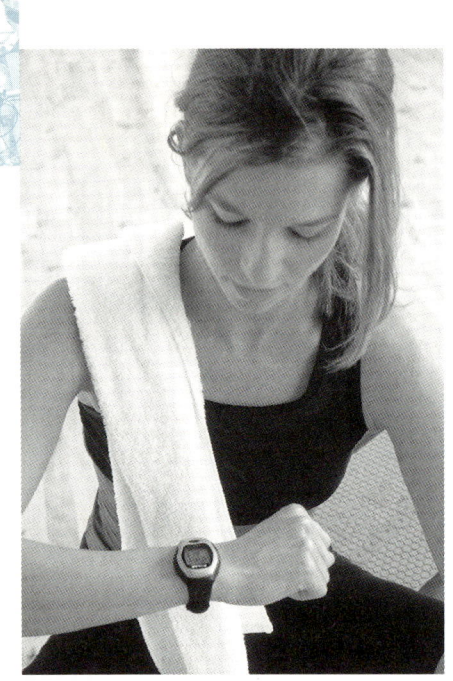

Die jeweilige Stufe wird Ihnen auf dem Display der Uhr angezeigt, der Übergang zur nächsten, intensiveren Stufe erfolgt nahtlos und wird Ihnen durch einen Ton signalisiert. Während der Stufen sucht die Uhr nun einen bestimmten Referenzpunkt, der dann Ihrer Trainingssteuerung dient. Die Uhr signalisiert das Finden des Referenzpunktes, der Test ist somit beendet. Dies kann bereits in der zweiten, dritten oder vierten Belastungsstufe der Fall sein. (Bitte beachten Sie dazu: Uhren vom Typ M51 / M52 müssen für den Test zur Fettverbrennung auf « LOW » eingestellt werden!)

AUSWERTUNG

Was ist nun der Referenzpunkt, und was misst die Uhr eigentlich? Der Messparameter, auf dem dieses Testverfahren basiert, nennt sich Herzfrequenz-Variabilität. Unser Herz schlägt entgegen allgemeiner Annahme nicht regelmäßig. Dabei handelt es sich nicht um Herzrhythmusstörungen, sondern um eine ganz normale Erscheinung. Die Abstände zwischen den einzelnen Schlägen sind im ausgeruhten / relaxten Zustand regelmäßig unregelmäßig, d. h., mal erfolgt eine Reihe von Schlägen eher kurz hintereinander, gefolgt von einer Reihe mit eher längeren Zeitabständen zwischen den Herzschlägen, usw.

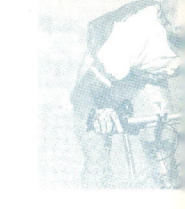

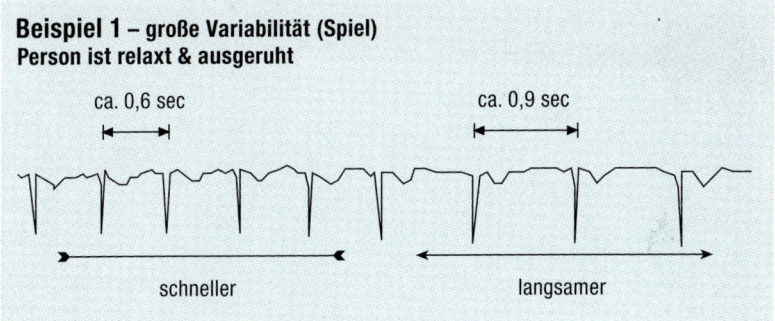

Beispiel 1 – große Variabilität (Spiel)
Person ist relaxt & ausgeruht

ca. 0,6 sec   ca. 0,9 sec

schneller   langsamer

Herzvariabilität im Ruhezustand

Dieses Spiel nennt man Herzvariabilität. Je ausgeruhter Sie sind, umso größer ist das Spiel des Herzens. Beginnen Sie sich körperlich anzustrengen, nimmt das Spiel ab, und Ihr Herz schlägt nunmehr regelmäßig.

Die Herzfrequenz-Variabilität (das Spiel) verschwindet, und das Herz schlägt beinahe gleichmäßig, wenn die Belastung ungefähr 65 % der individuellen, maximalen Herzfrequenz beträgt.

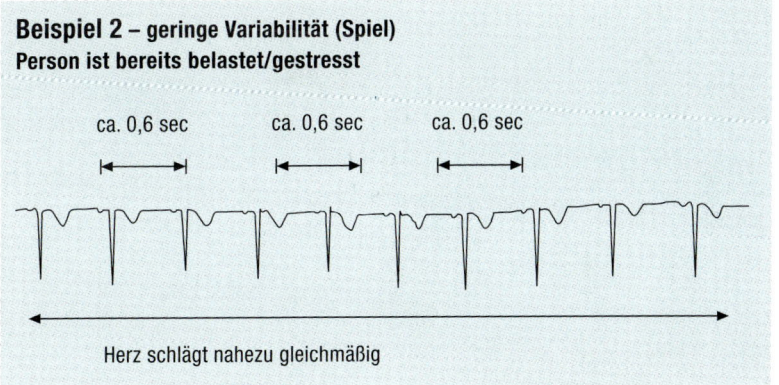

Beispiel 2 – geringe Variabilität (Spiel)
Person ist bereits belastet/gestresst

ca. 0,6 sec   ca. 0,6 sec   ca. 0,6 sec

Herz schlägt nahezu gleichmäßig

Genau diesen Punkt sucht die Uhr. Sie ist so präzise, dass sie die wenigen Millisekunden Unterschied registriert. Vergleiche in unserer Praxis mit dem Laktatstufentest zeigen: Der ermittelte Wert entspricht ziemlich genau der Mitte des optimalen FM-Pulsbereiches. Ihren persönlichen FM-Pulsbereich bestimmen Sie am besten nach folgendem Schema: Nehmen Sie den unteren, von der Uhr ermittelten Wert (z. B.

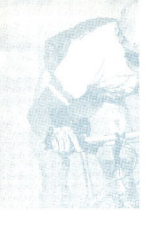

132 und addieren 10 Schläge dazu – dies ist der obere Grenzwert Ihres FM-Pulsbereiches. Für die untere Grenze ziehen Sie vom ermittelten Wert 10 Schläge ab. Somit haben Sie den Pulsbereich für Ihr FM-Trai-

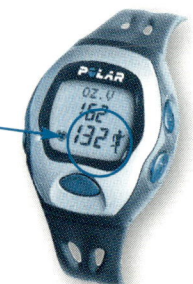

Auswertung SMART-Test = Mittlerer Wert des FM-Pulsbereiches

ning definiert, hier in diesem Beispiel (siehe Foto) FM-Puls = 122 bis 142 Schläge pro Minute.

Achtung: Der von der Uhr unter OZV ermittelte untere Wert kann je nach Person von etwa 80 bis 150 variieren!

MATERIAL UND KOSTEN

Um den Test durchzuführen, benötigen Sie einen Pulsmesser Marke POLAR, Typ: M-Serie. Der Preis für die Pulsuhr beträgt ca. 240,– DM / sFr. Da Sie für Ihr FM-Training sowieso eine Pulsuhr benötigen, könnte man als Testkosten die Preisdifferenz zu einem Standardmodell (ca. 150,– bis 180,– DM / sFr.) in Betracht ziehen, also ca. 60,– bis 90,– DM / sFr. Die Investition lohnt sich auf jeden Fall, da Sie zu jedem Zeitpunkt den Test selber durchführen und von Zeit zu Zeit wiederholen können.

VORTEILE

Der Test besticht durch die einfache «do it yourself»-Philosophie. Man kann ihn überall und zu jeder Zeit und ohne fremde Hilfe durchführen und muss somit nicht gleich die Reise zu einem «Institut für Leistungsdiagnostik» antreten. Da bei diesem Test eine Ausbelastung bis an das Leistungsmaximum nicht nötig ist, bietet er sich für Untrainierte geradezu an. Wir haben bei Laufanfängern und Übergewichtigen mit diesem Test sehr gute Resultate erzielt. Die ermittelten Pulswerte wer-

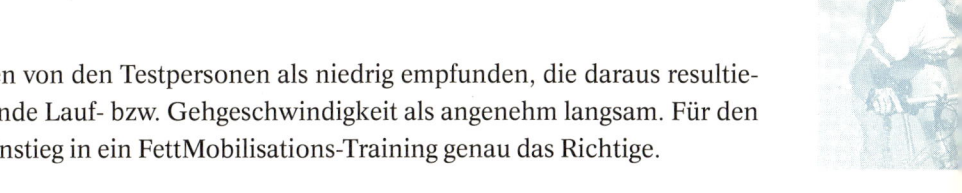

den von den Testpersonen als niedrig empfunden, die daraus resultierende Lauf- bzw. Gehgeschwindigkeit als angenehm langsam. Für den Einstieg in ein FettMobilisations-Training genau das Richtige.

Der «Laktattest» – die Profi-Testmethode

Wer es noch genauer wissen möchte, für den bietet sich ein Test an, bei dem die Milchsäurekonzentration gemessen wird. Der Laktatstufentest wurde 1956 in der ehemaligen DDR entwickelt. Es handelt sich um eine Testmethode, mit der auch die Spitzensportler ihre Trainingssteuerung bestimmen. Durch die Messung des Laktats (= Milchsäure, siehe Stoffwechsel) als ein weiterer Messparameter hat man im Spitzensport neue Erkenntnisse zur Trainingssteuerung erhalten. Interessant und wertvoll für das Thema Fettverbrennung ist die Tatsache, dass wir durch die Messung der Laktatkonzentration im Blut noch genauer bestimmen können, bei welcher Herzfrequenz der Fettstoffwechsel am besten trainiert wird.

Laktatstufentest

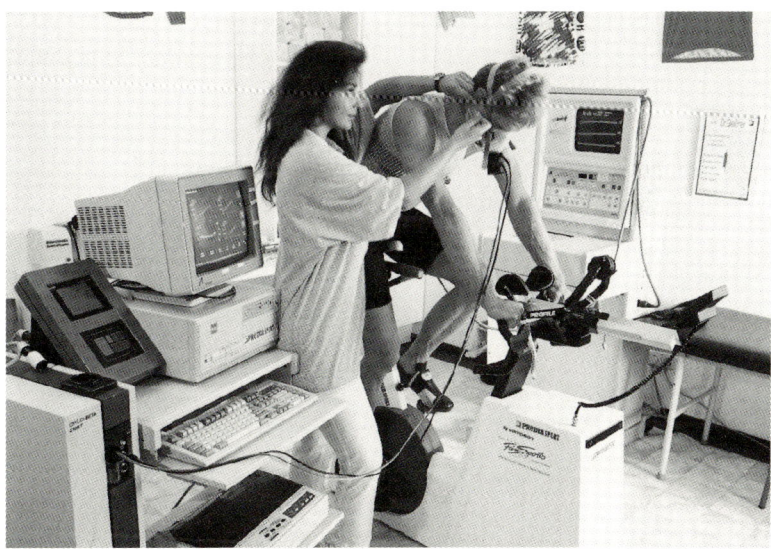

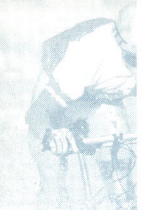

DURCHFÜHRUNG

Dieser Test kann nur in einem sport- und / oder präventivmedizinischen Labor absolviert werden (siehe Serviceteil). In der Regel werden Sie auf dem Rad-Ergometer nach einem bestimmten «Fahrplan» belastet. Zusätzlich zu der Aufzeichnung Ihrer Herzfrequenz und ggf. des EKG wird am Ende jeder Stufe ein Tropfen Blut aus dem Ohrläppchen entnommen und mit diesem Ihre Laktatkonzentration im Blut ermittelt. Die richtige Laktatkonzentration für optimale Fettverbrennung liegt bei etwa 1.5 bis 2.0 mmol pro Liter Blut.

KOSTEN

Ein Laktatstufentest kostet je nach Ausführung zwischen 150,– und 280,– DM / sFr.

VORTEILE

Da Sie sich je nach Gesundheitszustand (und Gewicht) vor dem Beginn eines regelmäßigen Bewegungstrainings (wenn auch moderat und langsam) einem ärztlichen Check-up unterziehen sollten, können Sie dies gleich mit einem Test zur Ermittlung Ihrer FM-Pulswerte kombinieren.

Jahrelang standen diese Testverfahren nur einer auserwählten Sportelite zur Verfügung. Ende der siebziger Jahre wurden sie dann auch für den Amateur- und Hobbysportler zugänglich gemacht. Dass es sich dabei auch um eine äußerst brauchbare und sinnvolle Messmethode für Anfänger, Nichtsportler und Wiedereinsteiger handelt, hat sich erst in den letzten Jahren durchgesetzt. Immer mehr Krankenkassen gehen dazu über, ihren Mitgliedern die Kosten für solche Tests und medizinische Check-ups zu erstatten, da sie erkannt haben, dass gerade der präventive Effekt eines gezielten Fettstoffwechseltrainings von unschätzbarem Wert ist.

Machen Sie also nicht den Fehler und denken, das Ganze sei nur etwas für Profis und Leistungssportler. Wenn Sie heutzutage Ihr erspartes Geld anlegen möchten, tragen Sie es ja auch nicht einfach auf die Bank und geben sich mit einem Sparbuch zufrieden, welches nur mäßig Zinsen abwirft. Nein – Sie wollen den maximalen Gewinn mit

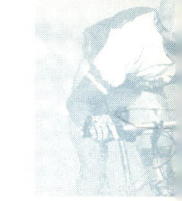

möglichst wenig Risiko und bedienen sich daher der Anlagestrategien von Großanlegern. Sie lassen sich kompetent beraten. Warum sollten Sie es dann bei Ihrer Gesundheit und mit Ihrem FM-Training anders machen?

Unser Tipp: Grundsätzlich gesunde Leser mit Zielen, die sich im Bereich des «Body-Forming» bewegen, sollten zunächst mit dem Smart-Test beginnen. Mittel- bis stark übergewichtige Personen, die sich in den letzten Jahren nicht mehr regelmäßig bewegt haben, sollten direkt einen Check-up absolvieren.

Ihr Bewegungsprogramm in der Praxis

Jetzt stehen die zwei wichtigsten Elemente auf dem Weg zu Ihrem Erfolg fest – Sie haben Ihr Ziel definiert und kennen darüber hinaus Ihren FM-Puls. Somit wären noch folgende Details zu klären:

HÄUFIGKEIT DES TRAININGS

Die nötige Anzahl an Bewegungseinheiten ergibt sich aus dem gewünschten Ziel und Ihrer individuellen Ausgangslage. Wir beziehen uns mit unseren Angaben auf die recht repräsentativen Beispiele im Kapitel «Ihr Ziel» und auf einen Personenkreis, der sich die Zeit für ein Bewegungsprogramm erst mühsam freischaufeln muss.

Wir reden also zunächst vom absoluten Minimum: zwei Einheiten pro Woche! Aus der gängigen Trainingslehre ist bekannt, dass die gewünschten Anpassungseffekte nach einigen Tagen ohne die nächste Bewegung wieder abklingen; daher ist eine Bewegungseinheit pro Woche zu wenig. Sie würden bei nur einer Bewegungseinheit pro Woche quasi jedes Mal wieder von vorne anfangen!

Die Tage, an denen Sie Ihr Bewegungstraining durchführen werden, können Sie frei wählen. Zu beachten ist nur, dass Sie die zwei Einheiten nicht an unmittelbar aufeinander folgenden Tagen durchführen. Legen Sie dazwischen mindestens einen Tag Pause ein! Ab drei Einheiten pro Woche können Sie dann auch zwei aufeinander folgenden Tagen trainieren.

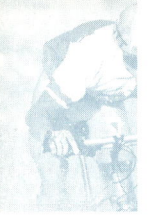

Ein Beispiel: Dienstag Walking 45 Min., Samstag Walking 40 Min., Sonntag Biken 1 Std. 20 Min.

DIE ZEITPLANUNG

Aus eigener Erfahrung wissen wir, dass eine Trainingseinheit, die nicht fest in den Tagesablauf eingeplant ist, das Erste ist, was gestrichen wird. «Es hat dann halt doch nicht geklappt …» Nun, Sie können es drehen und wenden, wie Sie wollen, aber es führt kein Weg dran vorbei: Die zwei bis vier Termine pro Woche müssen Sie sich fest reservieren und in Ihrem Kalender eintragen, in dem auch Ihre anderen Termine (beruflich und privat) stehen. Sie haben regelmäßig einen Termin mit Ihrer Gesundheit und Ihrer Figur!

DAUER PRO BEWEGUNGSEINHEIT

Ein Minimum an Trainingsdauer ist von entscheidender Bedeutung. Bisher haben wir nur die Intensität betrachtet und mit dem Stoffwechselgeschehen (siehe Graphik «Stoffwechsel») eine Momentaufnahme gemacht, d. h., wenn Sie schon so richtig mittendrin sind in Ihrem FM-Training. Jetzt fügen wir noch die zeitliche Betrachtung hinzu:

Die Energiebereitstellung des Körpers aus den Depotfetten läuft leider nicht von der ersten Minute des Trainings, selbst wenn wir uns sehr diszipliniert im FM-Pulsbereich bewegen. Der Körper benutzt immer erst einmal die in der Muskulatur abgespeicherten Kohlenhydrate und Muskeltriglyzeride (Fette in der Muskulatur). Erst wenn wir lange und langsam genug unterwegs sind, werden mehr und mehr Fettsäuren aus unseren Fettpolstern in den Blutkreislauf und dann auch in die Muskelzellen zur Verbrennung geschleust. Unser Körper braucht etwa 20 bis 25 Minuten, bis er statt der zuerst benutzten Energiequellen aus der Muskulatur primär auf die Depotfette «umsteigt». Daher muss die Trainingsdauer wenigstens 40 Minuten betragen.

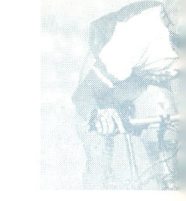

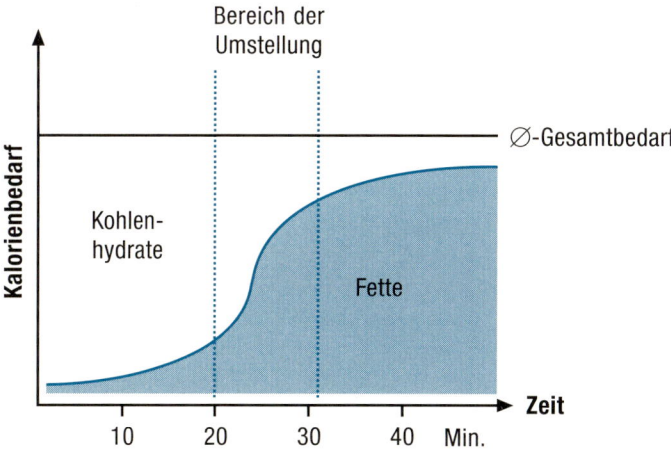

Trainingsdauer und Fettanteil

FM-Training und Nahrungsaufnahme

Es ist aber nicht nur der Puls, der ein Fettstoffwechseltraining ausmacht: Das Bewegungstraining im FM-Bereich muss auch noch gekoppelt werden mit kurzfristigem Nahrungsverzicht und wird so erst zu einem «echten» Fettstoffwechseltraining.

Das heißt konkret: Beginnen Sie Ihr Training nüchtern, d. h. gänzlich ohne Nahrung, am besten morgens vor dem Frühstück. Haben Sie vor Ihrem Training Nahrung zu sich genommen, dann wird der Körper immer bestrebt sein, aus dem, was Sie gerade gegessen haben, die kurzkettigen Kohlenhydrate zu resorbieren und diese für die Energiebereitstellung zu nutzen. Den für ihn als Notsystem fungierenden Fettstoffwechsel wird er gar nicht erst in Anspruch nehmen.

Also: Vor dem Frühstück den Tag mit einem lockeren FM-Training beginnen – Sie können so die einzige, längere Nüchternphase, die wir unserem Körper noch gönnen, die Nacht, nutzen. Der Körper hat dann eine sehr hohe Bereitschaft, die Enzyme und Hormone zu bilden, die für die Fettverbrennung nötig sind.

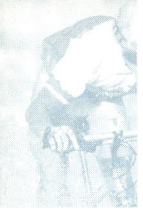

Bei der Vorstellung, morgens früh ohne Nahrung zu «trainieren», wird es vielen Menschen angst und bange. Jedoch wird hier wieder an Leistung und Sport gedacht. Die meisten Personen sind aber, zumindest am Anfang, mit den «FM»-Pulswerten nicht viel schneller als ein Fußgänger. Das «Training» ist nicht belastend, und Sie werden auch nicht verhungern.

In unseren Seminaren ist es immer wieder eine schöne Erfahrung, dass gerade die Teilnehmer, denen ein morgendliches Nüchtern-Training extreme Vorstellungsschwierigkeiten bereitet, hinterher die größte Begeisterung dafür zeigen.

Sie sind ein Morgenmuffel – kein Problem: Wenn Sie Ihr Bewegungstraining mittags oder abends durchführen wollen, dann können Sie nahezu den gleichen Effekt erreichen, wenn Sie drei Stunden vor Beginn keine Nahrung mehr zu sich nehmen. Nehmen Sie auch während des Trainings keine Nahrung und / oder Getränke zu sich, damit die Fettverbrennung optimal weiterläuft. Dies gilt auch für Säfte, Limonaden und Sportlerdrinks. Bei der Aufnahme auch nur weniger Schlucke eines kohlenhydrathaltigen Getränkes oder eines Stückes Frucht wird dem Körper bereits über den Speichel die Nahrungsaufnahme signalisiert. Die Bauchspeicheldrüse schüttet Insulin aus, welches als Hormon ein absoluter Gegenspieler der Fett verbrennenden Hormone ist. Die Prozesse der Fettverbrennung (Enzymbildung u. a.) werden unterbrochen. «Neutral» verhält sich hier nur reines Wasser, welches Sie unbedingt vor, eventuell während und direkt nach Ihrem Bewegungstraining zu sich nehmen sollten.

Nehmen Sie auch die erste Stunde nach dem Training keine Nahrung zu sich und beginnen Sie erst dann wieder zu essen. Somit läuft die Energiebereitstellung auf hohem Niveau über die Fette weiter, auch wenn Sie nicht mehr die gleiche Energiemenge benötigen.

In Bezug auf diese wichtigen Details eines FettMobilisations-Trainings werden in der Praxis, primär aus Unkenntnis heraus, viele Fehler gemacht. Es müssen einige Details stimmen, damit Sie in den Genuss einer optimalen Fettverbrennung kommen:

→ der Puls
→ die Dauer

→ der Nahrungsverzicht

→ die Bewegungsart und

→ die Häufigkeit

Nun wird Ihnen sicher klar sein, warum so viele Personen ihre Ziele nicht erreichen, obwohl sie dafür recht viel Energie aufwenden. Um es auch noch einmal klar und deutlich auszudrücken: Wir sprechen hier von einer Optimierung, von einer Zeitersparnis durch mehr Effektivität und von einer Bewegungsform, die Sie ohne Ermüdungs- oder Erschöpfungszustände problemlos in Ihren Alltag integrieren können.

TIPPS FÜR IHR FM-TRAINING

→ Machen Sie sich frei von jeglichem Leistungsgedanken, achten Sie nicht auf Ihren Kilometerschnitt beim Laufen oder Radfahren. Ebenfalls unwichtig ist die zurückgelegte Strecke. Es geht darum, dass Sie Ihren «Motor» über eine festgelegte Zeitdauer konstant in einem festen «Drehzahlbereich» auf Touren halten.

→ Die anzustrebende Geschwindigkeit bezeichnen wir als «Oma-Tempo», da Sie mit Ihrem FM-Puls anfangs so langsam unterwegs sind, dass jedes Familienmitglied mithalten kann. Lassen Sie sich nicht von anderen, schnelleren Läufern dazu verleiten, aus Ihrem Pulsbereich zu gehen.

→ Wenn Sie alles richtig gemacht haben, sollten Sie nach dem Training das Gefühl haben, es hätte Sie kaum belastet und Sie könnten nochmal die gleiche Distanz absolvieren. Fühlen Sie sich jedoch müde, schlapp und ausgelaugt, dann war die Intensität zu hoch.

→ Dass das FM-Training nur im flachen Gelände möglich ist, liegt in der Natur der Sache. Suchen Sie sich möglichst «topfebene» Strecken aus, da Ihnen am Anfang bei den geringsten Steigungen der Puls «davonläuft».

→ Es ist unter Umständen ziemlich langweilig, die vielen kleinen Schritte auf dem Weg zu einem guten Fettstoffwechsler zu neh-

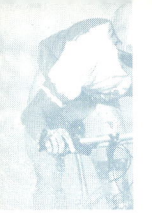

men. Nutzen Sie die Gelegenheit: Genießen Sie die Natur und lassen Sie Ihren Gedanken freien Lauf, später werden Sie umso mehr «belohnt».

→ Alleine oder in Gemeinschaft? Auch hier gibt es keine allgemein gültige Empfehlung. Ihr Bewegungstraining lässt sich am problemlosesten alleine absolvieren. Sie bestimmen den Zeitpunkt und das Tempo. Eine Trainingspartnerschaft kann sehr motivierend, aber auch hinderlich sein (eine Person fühlt sich unter- oder überfordert) oder als Ausrede dienen (wenn der Partner nicht kann, geht man selbst auch nicht).

→ Teilnehmer unserer Seminare berichten, dass sie ihr FM-Training am Wochenende zusammen mit ihrer Familie absolvieren, sei es mit Wandern, Radfahren oder Rollerskating. Haben Sie den Mut, Ihre Familie in das Thema Gesundheit mit einzubeziehen. Führen Sie auch mit Ihrem Lebenspartner den Smart-Test durch – Sie werden sicher eine Geschwindigkeit finden, die Ihnen beiden gerecht wird.

→ Steuerung der Intensität/Geschwindigkeit: Hier gibt es keine Diskussion – ohne Pulsmesser geht's nicht! Ein gezieltes FM-Training, bei dem Sie aus der investierten Zeit ein Optimum an Effektivität herausholen möchten, ist nur mit diesem technischen Hilfsmittel möglich.

TIPPS ZUM PULSMESSER

Es gibt auf dem Markt eine Vielzahl von Pulsmessgeräten. Die Funktionsweise ist immer die gleiche – das Gerät besteht aus einem Brustgurt mit integriertem Sender und einer Uhr mit dem dazugehörigen Empfänger. Der Gurt wird um die Brust gelegt. Über zwei Elektroden wird der elektrische Impuls Ihres Herzens erfasst und drahtlos an die Uhr übermittelt. Ihre jeweils aktuelle Herzfrequenz wird im Display der Uhr angezeigt.

Damit Sie nicht ständig auf die Uhr schauen müssen, sind viele Modelle mit einem akustischen Warnsignal ausgestattet. Sie können die Ober- und Untergrenze Ihres FM-Pulses einstellen und werden durch einen Piepton automatisch gewarnt, wenn Sie den angestrebten Pulsbereich verlassen.

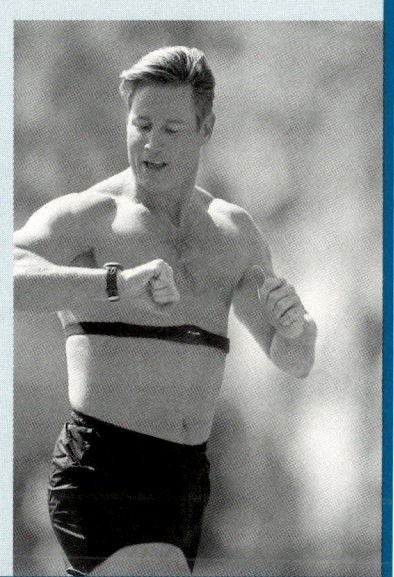

Der Brustgurt sollte recht stramm sitzen, sodass er nicht bei jedem Schritt rutscht, aber auch nicht so eng, dass Sie «Beklemmungsgefühle» bekommen. Feuchten Sie die Flächen der beiden geriffelten Elektroden auf der Innenseite des Gurtes mit etwas Wasser oder Speichel an, um gleich zu Beginn des Trainings einen guten Kontakt zu haben.

Also: FM-Training – immer mit Pulsmesser! Unsere Empfehlung: M-Serie von POLAR.

Fettverbrennen ohne Bewegung!

Der sich allmählich einstellende, aber lang anhaltende Erfolg des FAT-BURNER-Programms ist zwei weiteren Tatsachen zuzuschreiben, die wir bisher nicht betrachtet haben:

1. DIE MUSKULÄRE VERÄNDERUNG

Es gibt primär zwei Arten von Muskelfasern:
➔ die schnell kontrahierenden (fast twitch) Fasern für die Schnellkraft und

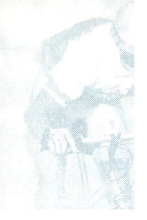

→ die langsam kontrahierenden (slow twitch) Fasern für die Ausdauer.

Die letzteren haben, werden sie mit dem FM-Training regelmäßig ange-sprochen, dreimal mehr Kapillaren als untrainierte und dadurch mehr und größere Mitochondrien (die eigentlichen Verbrennungskammern der Muskeln). Damit können sie auf Zeit gesehen mehr Fettsäuren um-setzen und dadurch mehr Energie produzieren.

2. DIE HORMONELLE UND ENZYMATISCHE VERÄNDERUNG

Die Menge an Enzymen, die für den Fettstoffwechsel zur Verfügung ste-hen, steigt mit jedem Ihrer FM-Trainings. Dies führt langsam, aber ste-tig dazu, dass Sie auch Stunden nach dem Training mehr Energie aus den Depotfetten gewinnen als in den Zeiten, wo Sie noch ein «schlech-ter» Fettstoffwechsler waren. Sie verbrennen im Sitzen und Liegen an-teilig mehr Körperfett als vorher, und das über Stunden! Dies macht den eigentlichen Erfolg dieser Methode aus. Auch wenn Sie dann spä-ter als guter Fettstoffwechsler mal etwas weniger Zeit für die Bewegung haben, nehmen Sie nicht gleich wieder zu, wie das bei den Diäten der Fall ist.

Selbsttest

Wenn Sie Ihre Pulswerte für den grünen Bereich ermittelt haben und das erste Mal danach trainieren, wird Ihnen die Geschwindigkeit per pedes oder Rad vermutlich etwas langsam vorkommen. Aber das bleibt nicht immer so!

Die Leistung Ihres Herz-Kreislauf-Systems wird sich stetig verbes-sern, was Sie durch einen Selbsttest mitverfolgen können. Lange bevor Sie z. B. die 6 cm Bauchumfang reduziert haben (was mehrere Monate dauert), wird sich die Leistungsfähigkeit Ihres Herz-Kreislauf-Systems anpassen.

HÄUFIGKEIT

Es empfiehlt sich, pro Monat einen Selbsttest durchzuführen. Sie können ihn in Ihr normales Bewegungsprogramm integrieren und brauchen so keine Extrazeit.

STRECKE

Wählen Sie eine flache Laufstrecke ohne Störeinflüsse von ca. 4 bis 5 km Länge. Es ist wichtig, dass Sie immer die exakt gleiche Strecke nehmen.

INTENSITÄT

Starten Sie die Stoppuhr Ihres Pulsmessers und laufen Sie die gesamte Strecke an der oberen Grenze Ihres FM-Bereiches mit einer maximalen Abweichung von 5 Schlägen nach unten. Beispiel: FM-Pulsbereich 122–142, d. h. Testbereich = Puls 137–142. Notieren Sie die benötigte Zeit für Ihre Teststrecke:

Datum				
Benötigte Zeit				
Bemerkung				

AUSWERTUNG

Sie werden nach einigen Wochen immer weniger Zeit brauchen, um die gleiche Distanz mit gleichem Puls zu bewältigen. Der Beweis, dass Sie bei gleicher Anstrengung (mit gleicher Drehzahl / Puls) leistungsfähiger geworden sind und dass Ihr Körper gelernt hat, mehr Energie aus dem Fettstoffwechsel zu beziehen. Unser Tipp: Einmal pro Monat den Selbsttest durchführen.

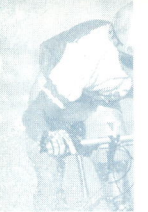

FETT VERBRENNENDE FAKTEN:

→ Für FM-Training eignen sich ausdauerorientierte Bewegungsarten am besten.

→ Mit dem Smart-Test oder dem Laktattest wird der FM-Puls genau ermittelt.

→ Für «Beweg dich schlank» gilt: Mindestens zweimal pro Woche, mindestens 40 Minuten und ohne Nahrung davor / während / nach der Bewegung.

→ Bei regelmäßiger Durchführung werden Sie zu einem «guten» Fettstoffwechsler, und Ihr Körper «lernt», auch sitzend und liegend mehr Fett zu verbrennen!

Iss dich
schlank!

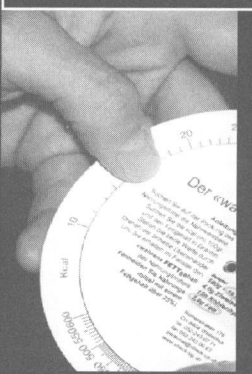

Ihr Programm

ERNÄHRUNGSMASSNAHMEN

Ein Programm, welches nur auf Bewegung oder nur auf Ernährung basiert, bringt meist nur mäßigen und / oder kurzfristigen Erfolg. Sicher haben Sie ähnliche Erfahrungen machen können. Es ist die Kombination von Bewegung, Entspannung und wenigen, aber gezielten Ernährungsmaßnahmen, die zu den bisher erzielten Erfolgen der Petersen-Methode geführt haben.

UNSERE ERNÄHRUNGSGEWOHNHEITEN

«Unser täglich Brot», wie es so schön heißt, führen wir uns täglich selber an den Mund. Natürlich sind wir zum Teil angewiesen auf das, was uns das Angebot in Restaurant, Kantine und auch zu Hause bietet. Aber wir haben immer noch die letzte Entscheidungsgewalt, was in unseren Magen gelangt und was nicht. Doch meist geschieht die Nahrungsaufnahme eher unbewusst, und vielfach ist sie auch zum lästigen Übel verkommen.

DIE MACHT DER GEWOHNHEIT

Wir haben es mit der «Macht der Gewohnheit» zu tun: Diese Macht bestimmt, was in unserem Einkaufskorb landet und welches Lieblingsmenü wir bestellen. Aus dem breiten Angebot eines mittleren Lebensmittelgeschäftes mit 4000 bis 12 000 verschiedenen Artikeln suchen wir immer die gleichen rund 30 bis 50 Produkte heraus, ohne groß darüber nachzudenken. Ebenso wählen wir in den Restaurants aus der reichhaltigen Speisekarte immer die gleichen Gerichte mit ein paar Abweichungen hier und da.

EINE ÄNDERUNG NACH DER ANDEREN

Die Macht der Gewohnheit können wir nur aufbrechen, indem wir uns die Reflexe und Auslöser bei unserer täglichen Nahrungsaufnahme bewusst machen. Jeder individuelle Weg zu einer gesünderen Ernährungsweise hat mit Veränderungen zu tun. Gute Erfolge haben viele berufstätige Personen erzielt, indem sie jeweils nur eine Maßnahme (z. B. Erhöhung des Wasserkonsums) in Angriff nahmen und diese dann so lange umsetzten, bis sie wiederum zur Gewohnheit geworden war. Erst dann wurde die nächste Maßnahme angegangen. Wir möchten Ihnen die wichtigsten dieser möglichen Umstellungen beschreiben – Sie wählen nur diejenigen Maßnahmen aus, die Ihrem heutigen Ernährungsverhalten entsprechen.

Für Ihren Erfolg mit dem FATBURNER-Programm sind die Faktoren *Menge* (wie viel, wann) und *Qualität* (was) relevant.

TEST: STRESS ODER ENTSPANNUNG BEIM ESSEN?

IHRE AUSGANGSLAGE

Den Zusammenhang zwischen Stress und einer vermehrten Ablagerung von Fetten in den Depots haben wir bei den populären Irrtümern der Fettverbrennung beschrieben. Unser Alltagsstress hat auch Auswirkungen auf unser Essverhalten.

Frage	Antwort	Punktzahl	Ihre Punkte
1 Nehmen Sie sich ausreichend Zeit für Ihre Mahlzeiten?	Ja, immer	0	
	Öfter	1	
	Eher weniger	2	
	Nein, bin immer in Eile	4	
2 Kauen Sie die Speisen gründlich (bis alles breiartig ist)?	Ja, ich achte darauf	0	
	Öfter	1	
	Eher weniger	2	
	Ich spare Zeit beim Essen	4	

Frage	Antwort	Punktzahl	Ihre Punkte
3 In Ihrer Familie gelten Sie als ...	Langsamer Esser	0	
	Normaler Esser	2	
	Schneller Esser	4	
4 Auch in hektischen Zeiten nehmen Sie sich Zeit für das Essen	Ja, immer	0	
	Mal so, mal so	2	
	Das ist für mich nicht machbar	4	
5 Legen Sie beim Essen (Hauptmahlzeiten) kurze Pausen ein?	Ja, meistens	0	
	Eher nicht	2	
	Ich mache erst Halt, wenn der Teller leer ist	4	
6 Sie essen täglich drei Hauptmahlzeiten und nur wenig bis selten was dazwischen	Ja, stimmt genau	0	
	So in etwa	1	
	Ich esse eher unregelmäßig	2	
	Ich esse sehr unregelmäßig	4	
7 Essen ist für Sie etwas Wichtiges in Ihrem Leben	Ja	0	
	Schon ab und zu	2	
	Unwichtig	4	
8 Wenn Sie keinen Hunger haben, dann essen Sie auch nichts	Ja, stimmt	0	
	Meistens	1	
	Ich esse auch ohne Hunger	2	
	Ich achte nicht auf den Hunger	4	

Frage	Antwort	Punktzahl	Ihre Punkte
9 Bei Stress oder schlechter Laune trösten Sie sich mit Snacks/Süßem und/oder Bier/Wein	Ja, immer	4	
	Öfter	2	
	Eher weniger	1	
	Nein	0	
10 Sie können beim Essen abschalten	Ja, immer	0	
	Öfter	1	
	Eher weniger	2	
	Nein	4	
11 Wissen Sie noch (ohne lange nachzudenken), was Sie vor zwei Tagen mittags gegessen und getrunken haben?	Ja	0	
	Ich muss lange überlegen	2	
	Keine Ahnung	4	

AUSWERTUNG

weniger als 8 Punkte: Kaum Stresspotenzial

Gratulation – Ihr gutes Ernährungsbewusstsein ist vorbildlich, und Sie sollten sich dies bewahren. Pflegen Sie weiterhin Ihre Esskultur und lassen Sie sich nicht von Ihrer Umwelt «anstecken». Unternehmen Sie zusätzlich Anstrengungen, um Ihre Bewegung und die Auswahl der Nahrungsmittel so gut in den Griff zu bekommen wie Ihre Esskultur.

8 bis 14 Punkte: Etwas Stresspotenzial

Sie ernähren sich weitgehend bewusst, wenngleich auch Sie ab und zu Ihr gewohntes Erfolgskonzept «verlassen». Genau an den Punkten, wo 2 oder gar 4 Punkte zu Buche schlagen, finden Sie Ihre Optimierungsmöglichkeiten.

14 bis 24 Punkte: Mittleres Stresspotenzial

Sie essen zwar nicht einfach drauflos, können aber an vielen Stellen Ihrer täglichen Nahrungsmittelauswahl und auch an Ihrem Essverhalten einiges verbessern. Packen Sie die Chance beim Schopf: Entdecken Sie zuerst durch die Bewegung Ihre natürlichen Körpersignale wieder und setzen Sie dann an den Stellen an, wo Sie mit 4 Punkten «gescort» haben.

über 24 Punkte: Starkes Stresspotenzial

Unternehmen Sie unbedingt Anstrengungen, um ganz bewusst zu erleben, wann und wie Sie essen.

Wie können Sie sich Ihre Nahrungsaufnahme besser bewusst machen? Auch hier wieder die Verbindung von Bewegung und Ernährung: Ihr FM-Training wird dazu führen, dass Sie Ihre körpereigenen Sättigungs- und Hungergefühle wieder besser wahrnehmen.

DAS UNTERDRÜCKTE SÄTTIGUNGSGEFÜHL

Hier wirkt ein Programm, das Sie in früher Kindheit in Ihrem Unterbewusstsein abgespeichert haben:

➔ «Kind, iss den Teller leer, sonst gibt es schlechtes Wetter.»

➔ «Du stehst erst auf, wenn der Teller leer gegessen ist.»

➔ «Iss den Teller fertig, sonst wird nichts aus dir.»

Sicher kennen Sie hier ähnliche Versionen aus Ihrer Kindheit. Sie haben sicher schon oft beobachten können, dass Sie Ihren Teller leer aßen, obwohl Sie eigentlich schon längst satt waren – Sie haben Ihr natürliches Sättigungsgefühl mit einem Programm aus frühester Kindheit unterdrückt.

Es ist einerseits faszinierend, dass dieses Programm Sie heute noch steuert, obwohl Sie volljährig und ein gestandener, erfahrener Mensch mit eigenem Willen sind. Auf der anderen Seite können die Folgeerscheinungen recht «quälend» sein. Das Sättigungsgefühl hinkt dem wirklichen Sättigungsgrad hinterher. Ihr Körper braucht ein paar Minuten, um Ihnen klarzumachen: Es ist genug! In dieser Zeit können Sie sich als Schnellesser über die Jahre ein schönes Fettpolster aneignen. Wenn Sie Ihre Nahrung gut kauen und bereits im Mund (zu einem Brei) stark zerkleinern, machen Sie es Ihrem Körper auch wesentlich einfacher, die Nahrung zu verdauen und zu signalisieren: Genug!

Haben Sie den Mut, Ihren halb vollen Teller zurückgehen zu lassen! Essen Sie Ihren Teller nur so weit leer, wie Sie Hunger haben. Sie werden jetzt vielleicht denken, «das gehört sich doch nicht», aber Ihr Körper sollte Ihnen wichtiger sein als gesellschaftliche Etiketten.

DIE MAHLZEIT ZUR ENTSPANNUNG

Nutzen Sie die nötige Pause (essen müssen Sie sowieso) auch zur mentalen Entspannung. Vermeiden Sie daher, Ihr Essen im Stehen oder z. B. direkt am Arbeitsplatz einzunehmen. Nehmen Sie weder Unterlagen noch Notebook mit an den Esstisch und vermeiden Sie auch das kollegiale Business-Gespräch, bei dem vor lauter Projekten und Geschäften keiner den Kopf frei bekommt.

Wenn Sie wirklich Ruhe brauchen, weil Sie sich genervt fühlen, ist das überfüllte In-Lokal möglicherweise nicht der richtige Ort, um abzuschalten. Gehen Sie doch einmal in ein etwas abgelegeneres und weniger gut besuchtes Restaurant, in dem Sie in Ruhe Ihre Gedanken schweifen lassen können. Der Fußweg hin und zurück wird ebenfalls helfen, die Stressoren zu verarbeiten. Eine entspannte Mahlzeit ist auch ein Stück Lebensqualität!

STRESSFREI UND LANGSAM ESSEN

Du bist nicht, was du isst, sondern, was du isst und verdauen kannst! Davon sind wir aufgrund der Fakten aus den vielen Check-ups überzeugt. Unser schnelllebiger Alltag hat dazu geführt, dass unsere Nahrungsaufnahme am Tag zum «lästigen Übel» verkommen ist. Schnell muss es gehen, und das hat bei vielen von uns Spuren hinterlassen: Wir benutzen zwar unsere Schneidezähne, um das Essen in mundgerechte Stücke zu zerteilen, aber die Mahlzähne werden kaum noch benutzt, um diese Stücke dann zu einem magen- und darmgerechten Brei zu zermahlen. Die Folgen:

→ Unser gesamtes Verdauungssystem wird übersäuert, weil der Magen mehr Säure produzieren muss, um die Stücke darmgerecht aufzulösen.

→ Der Zwölffingerdarm ist überfordert, die große Säuremenge zu neutralisieren.

→ Der (zu) saure Brei gelangt in den Darm und greift das Darmmilieu an.

→ Es gelingt dem Körper nur schwer, die Nährstoffe effektiv zu verwerten.

→ Die Signale, die wir mitbekommen: Sodbrennen, Blähungen und Verstopfungen.

DAS UNTERDRÜCKTE HUNGERGEFÜHL

Bei diesem weit verbreiteten Phänomen handelt es sich nicht um ein unbewusstes Programm aus unserer Kindheit, sondern um eine negative Begleiterscheinung unseres Arbeitsalltages. Stellen Sie sich vor, Sie hätten wie üblich nur zwei Tassen Kaffee als Frühstück und arbeiteten am Vormittag an einer schwierigen Sache. Ihr Körper sendet Ihnen nach zwei Stunden Hungersignale. Sie möchten jedoch die Sache zum Abschluss bringen und arbeiten weiter. Nach weiteren 40 Minuten stellen Sie fest, dass Sie länger brauchen als erwartet, da Sie noch einige Details überarbeiten müssen. Sie beschließen, die Mittagspause «durchzuackern», da Sie endlich das lang ersehnte Ende herbeiführen möchten. Ihr Magen bäumt sich nochmals auf, hält dann aber still. Nun schwindet Ihre Konzentrationsfähigkeit aufgrund der sich einstellenden Unterzuckerung, und es schleichen sich Flüchtigkeitsfehler ein. Genervt arbeiten Sie noch weiter, bis schließlich gar nichts mehr geht. Sie erheben sich von Ihrem Bürostuhl, um die Schreibtischschubladen Ihrer Kollegen und Kolleginnen nach Nahrung zu durchsuchen. Diese finden Sie dann meist in Form von Süßigkeiten. Ergebnis: ein kurzer Energieschub mit hohem Zuckergehalt, von einer ausgewogenen Mahlzeit keine Spur. Ihre Bauchspeicheldrüse «erschrickt» und schüttet große Mengen Insulin aus, um Ihren Blutzuckerspiegel konstant zu halten. Da die Einfachzucker nur sehr kurz Energie liefern, fallen Sie etwas später in ein noch größeres Konzentrationsloch.

Sicher kennen Sie ähnliche Situationen aus Ihrem Berufsleben. Auch hier hilft Ihnen das Bewegungstraining, dass die Heißhungerattacken nicht so extrem ausfallen. Wenn nämlich Ihr Fettstoffwechsel erst einmal richtig angekurbelt ist, liefert er Ihnen mehr Energie aus Ihren Fettdepots, und Sie sind nicht so extrem abhängig von dem Kohlenhydratstoffwechsel.

FettMobilisations-Fähigkeit und Konzentration

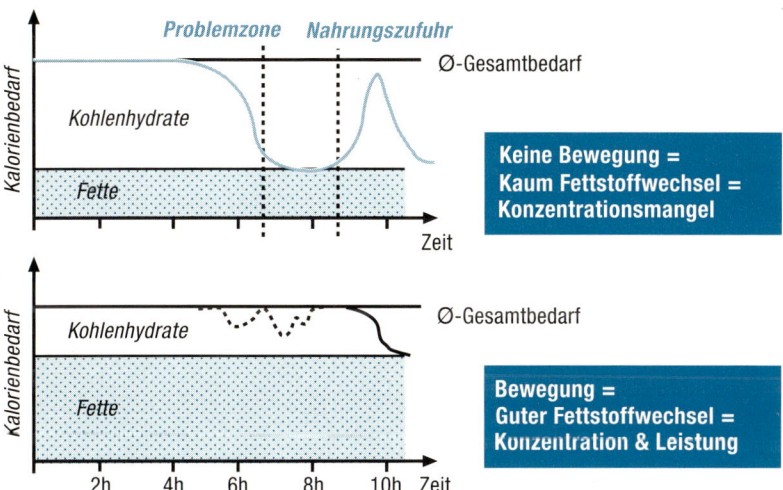

Dieser Nebeneffekt des FM-Trainings entbindet Sie jedoch nicht von der Pflicht, Ihren Körper gleichmäßig mit Nahrung zu versorgen. Ihr Körper sagt Ihnen ja, wenn er Nahrung braucht. Also: Dies bedingt eine praktische Vorkehrung. Sie müssen geeignete Nahrungsmittel an Ihren Arbeitsplatz mitbringen bzw. zu Hause parat haben.

Geeignete Zwischenmahlzeiten sind:

→ sämtliche Früchte

→ frisches Gemüse

→ fettarmer Joghurt, Kefir, Quark o. Ä.

- → Vollkornbrötchen
- → Energieriegel (mit geringem Einfachzuckeranteil und einem Fettgehalt unter 25 %)
- → eine kleine Schale Reis, Nudeln oder Müsli

Ungeeignet sind:

- → Traubenzucker
- → Süßigkeiten
- → Limonaden, Cola usw.
- → Süßgebäck wie Stückchen und Kuchen

IHRE MASSNAHMEN FÜR EIN STRESSFREIES ESSEN:

- → Nehmen Sie sich Zeit zum Essen, pflegen Sie Ihre Esskultur
- → Meiden Sie Eile beim Essen
- → Meiden Sie jegliche Ablenkung und konzentrieren Sie sich auf die Nahrungsaufnahme (kein TV, Radio, wichtige Verhandlungen usw.)
- → Kauen Sie jeden Bissen, bis das Essen ein Brei ist, schlucken Sie erst dann die Nahrung
- → Respektieren Sie Ihr Hungergefühl

Test: Zucker oder Fett?

IHRE AUSGANGSLAGE

Wenn Sie sich eher unkontrolliert und unbewusst ernähren, kann primär der *versteckte Fettgehalt* Ihrer gesamten Nahrungsmenge das größte Problem darstellen, der Ihnen Ihre Fettdepots stetig füllt. In unserer Praxis haben wir eine zweite große Personengruppe erkennen können, die ebenfalls Gewichtsprobleme hat, aber sich eigentlich recht spärlich und fettreduziert ernährt. Hier liegt der Grund für die Fettprobleme meist im versteckten Zuckerkonsum.

Zu welcher Gruppe Sie am ehesten gehören, entscheidet über Ihre Maßnahmen – natürlich ist jeder Fall individuell, und es sind auch Mischformen möglich. Hierzu haben wir Ihnen einen kleinen Test zusammengestellt:

Frage	Antwort	Punktzahl	Ihre Punkte
1 Sie sind häufig müde	Ja, immer	0	
	Mal so, mal so	2	
	Nie	4	
2 Sie haben pro Tag mindestens zwei Tiefs, wo Sie sich am liebsten hinlegen würden	Ja, täglich	0	
	Ab und zu	1	
	Öfter Völlegefühle	2	
	Bin immer fit	4	
3 Ihre Konzentration und Aufmerksamkeit lassen nach etwa 1,5 Std. deutlich nach	Ja, meistens	0	
	Eher nicht	2	
	Bin immer voll da	4	
4 Bei Fleisch, Fisch und Schinken schneiden Sie die Fetträder weg	Ja, immer	0	
	Öfter	1	
	Ich lasse sie meistens dran	2	
	Ich liebe das Fett	4	
5 Sie kennen den Fettgehalt der meisten Nahrungsmittel, die Sie essen	Ja, fast alle	0	
	Von mehr als der Hälfte	1	
	Von einigen wenigen	2	
	Keine Ahnung	4	
6 Beim Kochen achten Sie auf fettarme Zubereitung (Dämpfen, Dünsten, Garen)	Ja, schon immer	0	
	Öfter	1	
	Eher weniger	2	
	Keine Zeit, denn es muss schnell gehen	4	

Frage	Antwort	Punktzahl	Ihre Punkte
7 Ebenso meiden Sie fettreiche Zutaten (Sahne, Crème fraîche, Mayonnaise, Speck etc.)	Ja, immer	0	
	Meistens	1	
	Eher weniger	2	
	Ich koche mit all diesen Zutaten	4	
8 Für zwischendurch nehmen Sie gerne Traubenzucker, Gummibären und ähnliche Produkte	Ja, fast täglich	0	
	Öfter	1	
	Selten	2	
	Esse ich nie	4	
9 Sie trinken täglich Limonade oder andere Süßgetränke wie z. B. Cola	Nein, überhaupt nicht	4	
	Trinke ich nur im Notfall	2	
	Trinke ich ab und zu	1	
	Ja, genau!	0	
10 Sie bevorzugen bei Milchprodukten (Milch, Joghurt, Quark etc.) die fettarmen Artikel	Ja, immer	0	
	Öfter	1	
	Eher weniger	2	
	Nein	4	
11 Sie nehmen zum Süßen auch künstliche Süßstoffe (z. B. im Kaffee oder Konsum von Light-Getränken)	Ja, genau!	0	
	Nehme ich ab und zu	1	
	Nehme ich nur selten	2	
	Nein, überhaupt nicht	4	

AUSWERTUNG ZUCKER ODER FETT

weniger als 11 Punkte: Starke Abhängigkeit von Kohlenhydraten

Der Konsum von «versteckten» Zuckern und / oder Süßstoffen stellt bei Ihnen das Hauptproblem dar. Über eine konsequente Verminderung von Industriezucker, Süßigkeiten und anderen Zuckerquellen wie Fertiggerichten und Süßgetränken können Sie dieses Problem recht schnell in den Griff bekommen. Langfristig wird Ihnen Ihre durch den hohen Zuckerkonsum belastete Bauchspeicheldrüse dankbar sein.

11 bis 16 Punkte: Eher Zucker statt Fett

Bei Ihnen liegt eine Mischform vor, wobei eher der Zucker den Ausschlag zu den Gewichts- bzw. Figurproblemen zu geben scheint. Auch Ihnen werden die folgenden Ausführungen zu «versteckten Zuckern» wichtige Informationen liefern.

16 bis 22 Punkte: Eher Fett statt Zucker

Bei Ihnen liegt eine Mischform vor, wobei eher der Fettkonsum den Ausschlag zu den Gewichts- bzw. Figurproblemen zu geben scheint. Ihnen werden die folgenden Ausführungen zum «wahren Fettgehalt» wichtige Informationen liefern.

23 bis 44 Punkte: Hoher Fettkonsum

Ihre Ernährungsweise entspricht dem populären Bild von einem zu hohen Fettgehalt in der täglichen Nahrung. Reduzieren Sie den Konsum von gesättigten Fetten – achten Sie auf die «Fettfallen» (siehe Tabelle).

VERSTECKTE ZUCKER

Neben dem Fett ist vor allem der hohe Zucker- und Stärkekonsum verantwortlich für die Fettseuche in unseren Breitengraden. Das Problem sind alle Nahrungsmittel, die unseren Blutzuckerspiegel lange und stark erhöhen (in der Fachsprache heißt dies *hoher glykämischer In-*

dex). In der Folge eines stark erhöhten Blutzuckerspiegels werden von unserer Bauchspeicheldrüse unnötig hohe Mengen an Insulin ausgeschüttet. Das Insulin hat primär zwei Aufgaben: erstens, den Blutzuckerspiegel wieder auf Normalniveau zu bringen, und zweitens, die Energiemenge, die den momentanen Bedarf übersteigt, den Fettdepots zuzuführen. Dabei werden sowohl überschüssige Kohlenhydrate sowie die meisten Fettsäuren in die Fettpolster geschickt. Merke: Der Zucker ist das «trojanische Pferd» der Fette! Ist nun der Insulinspiegel aufgrund eines Nahrungsmittels mit hohem glykämischem Index stark erhöht, haben wir es mit Folgeproblemen zu tun:

Es werden unnötig viel Zucker und Fette unseren Fettdepots zugeführt.

Der hohe Insulinspiegel hat ein übermäßig starkes Absinken des Blutzuckerspiegels zur Folge, was sich wiederum nach etwa einer guten Stunde als starkes Hungergefühl bemerkbar macht.

Dies ist die gefährliche *Blutzucker-Insulin-Schaukel:*

Sie verursacht bei vielen Menschen eine Heißhungerattacke nach der anderen.

Sie ist verantwortlich für die bekannten Schwankungen unserer Leistungsfähigkeit und Konzentration.

Sie sorgt dafür, dass bei leicht bis stark Übergewichtigen, obwohl diese sehr wenig essen, trotzdem stetig die Problemzonen größer werden und das Gewicht entgleist.

MEIDEN SIE ZUCKER UND STÄRKE

Um gezielt und stetig abzunehmen, müssen Sie nun nichts anders tun als Lebensmittel reduzieren bzw. vermeiden, die einen *hohen glykämischen Index* haben. Am besten, Sie machen sich eine Kopie der folgenden Tabelle für Ihren Einkauf und unterwegs.

Glykämischer Index von Kohlenhydratlieferanten

NIEDRIGER (GUTER) INDEX

Tomaten	10
Zitronen	12
Alle Salate und Frischgemüse	15
Broccoli, Lauch, Spinat, Rettich, Gurken, Paprika, Auberginen, Zucchini, Sellerie, Blumenkohl, Artischocken usw.	15
Fruchtzucker (Fructose)	20
Schokolade mit hohem Kakaoanteil (min. 60–70 %)	25
Frischobst	30–40
Hülsenfrüchte (Erbsen, Bohnen, Linsen)	30
Karotten (roh)	35
Milchprodukte ohne Zusatz von Zucker (Milch, Quark, Naturjoghurt, Hüttenkäse)	35
Vollkornbrot (Dinkel, Roggen)	35
Vollkornnudeln	40
Vollkornbrot (Weizen)	40
Frisch gepresste Fruchtsäfte ohne Zucker	40
All Bran (Kellogg's)	42
Haferflocken	50
Müslimischungen ohne Zuckerzusatz	50
Vollreis	50

HOHER (SCHLECHTER) INDEX

Nudeln (jegliche Varianten wie z. B. Spaghetti, Ravioli, Cannelloni)	55
Konfitüre	55
Dörrobst	60
Melonen	60
Alkohol (besonders Spirituosen)	60

Rote Beete	65
Pizza	65
Rahmglacé	65
Ananas	65
Mais und Maisstärke	70
Weißer (polierter) Reis	70
Zwieback und Biskuits	70
Kartoffeln und Kartoffelstärke	70
Grieß	70
Sämtliche Schokoriegel	70
Müslimischungen mit Zucker	70
Halbweißmehlbrot	70
Sorbets	70
Zucker (Saccharose)	75
Bananen	82
Cornflakes, Rice Crispies, Frosties usw.	85
Reis im Schnellkochbeutel	85
Kartoffelpüree (Packung)	90
Honig, Ahornsirup	90
Gipfeli, Brioches usw.	90
Weißmehlbrot	95
Kartoffelchips	95
Gezuckerte Getränke (Limonaden, Cola)	95
Glucose	100
Malzzucker (Maltose)	110

Sie können und sollen nach wie vor alles und vor allem ausreichend essen und nicht um alle Nahrungsmittel, die einen hohen glykämischen Index aufweisen, einen großen Bogen machen. Aber wenn oben beschriebene Erscheinungen (Konzentrationsschwankungen, Übergewicht etc.) auf Sie zutreffen, dann können Sie mit einer Reduktion der Zucker- und Stärkeprodukte Ihre Gesundheit verbessern. Ziel ist es, dass sich Ihre Blutzucker-Insulin-Schaukel stabilisiert und Ihre Bauchspeicheldrüse gezielt entlastet wird.

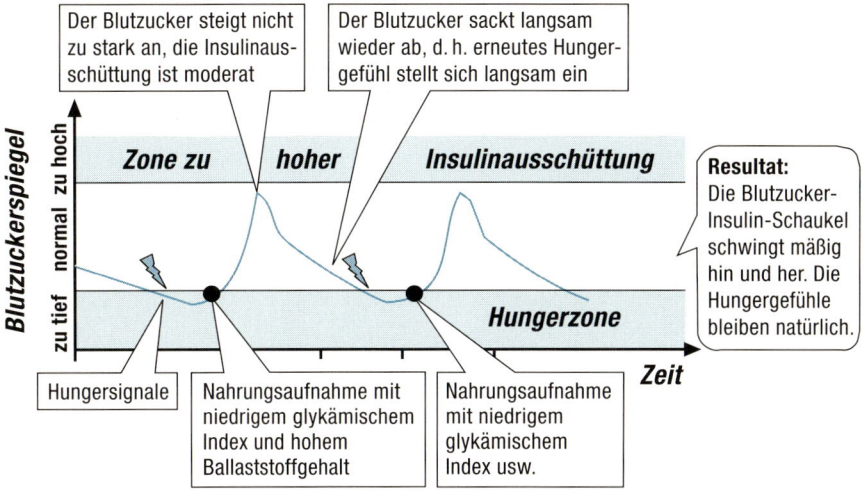

UMSETZUNG IM ALLTAG

Sie sollten Ihren Körper Schritt für Schritt an diese «zuckerreduzierte» Ernährungsweise gewöhnen:

→ **Maßnahme 1: Vermeiden Sie raffinierten Zucker**

Natürlich müssen wir auch unsere flüssigen Nahrungsmittel beachten. Auf der Liste mit den glykämischen Indizes befinden sich einige Getränke, die fürs Abnehmen ungeeignet sind. Die meisten der uns lieb gewonnenen Produkte sind wahre Zuckerwasser und daher absolute Dickmacher. Meiden Sie sämtliche Limonaden (inklusive der koffeinhaltigen), egal ob mit Zucker oder künstlichem Süßstoff (Grund siehe Maßnahme 4). Aus kommerziellen Gründen sind auch die meisten Fruchtsäfte (es sei denn, wir pressen sie selbst) mit Zucker versetzt und daher genauso schädlich. Ungezuckerte Früchte- und Kräutertees stellen gute Getränkealternativen für den Büroalltag dar. Wenn Ihnen Kaffee ohne Zucker oder Süßstoff nicht schmeckt, dann sollten Sie nochmals über dieses Genussmittel nachdenken.

→ **Maßnahme 2: Wählen Sie die vollwertigen Varianten**

Lassen Sie das Weißbrot im Restaurant liegen, es enthält nichts, was Ihrem Körper gut tun würde!

Aber Achtung: Körner auf und im Brot machen noch kein Vollkornbrot. Sehr häufig werden in den Bäckereien auf ein Brot mit 90 % Weißmehlanteil noch etwas Körner draufgestreut, um dem Konsumentenauge zu signalisieren «hier ist was Gesundes drin». Entscheidend ist jedoch der Mehlanteil, und der ist beim Kauf nicht zu sehen, also müssen Sie den Bäcker nach einem Brot mit hohem oder ausschließlichem Vollmehlanteil fragen.

Auch sollten Sie auf Gebäck verzichten. Diese Kreationen der Bäckerkunst enthalten nichts, was Ihr Körper wirklich gebrauchen könnte, aber sie produzieren viel Insulin und sättigen nur kurz.

Wählen Sie, wenn immer Sie Gelegenheit haben, die vollwertigen Varianten von Reis, Nudeln und anderen Stärkelieferanten, also Vollreis, Vollkornnudeln, Vollgrieß etc.

→ **Maßnahme 3: Reduzieren Sie hochgradig industriell verarbeitete Nahrungsmittel**

wie z. B. die hoch verarbeiteten Cornflakes, Toastbrot, Konfitüre oder Orangensaft aus der Packung. Zu dieser Gruppe gehören alle Fertiggerichte wie auch Tütensuppen und sonstige Kreationen aus dem Chemielabor. Grundinhalte sind immer gleich: viel Industriezucker, Geschmacksverstärker, Emulgatoren und gehärtete Fette – pures Gift für Ihre Bauchspeicheldrüse.

Natürlich gehören auch die «Sweeties» zu dieser Gruppe, und Sie werden jetzt sicher denken, sämtliche Süßigkeiten seien tabu. Für alle Süßwaren, bei denen Sie auf der Packung unter Zutaten Zucker, Glucose, Saccharose und / oder Dextrose finden, trifft dies auch zu. Aber für die geliebte Schokolade nicht, sofern es sich auch wirklich um eine solche handelt und das gekaufte Produkt nicht eine «Tarnpackung» aus raffiniertem Zucker mit billigen Pflanzenfetten darstellt, der bei der Produktion noch etwas Kakao beigemischt wurde. Auf gut Deutsch: Genießen Sie ohne Reue eine Schokolade mit hohem Kakaoanteil (mindestens 70 %), da ihr glykämischer Index als gut einzustufen ist. Was uns nach dem Genuss von Schokolade so glücklich macht, sind die Bestandteile des Kakaos und nicht der Zucker oder das billige und gehärtete Pflanzenfett. Steigen Sie also um auf Schokolade mit «hoch dosierten» Glücksmachern!

→ **Maßnahme 4: Vermeiden Sie künstliche Süßstoffe**
Künstliche Süßstoffe sind keine Alternative. Die Annahme, man könnte durch sie Kalorien einsparen und daher etwas abnehmen oder zumindest das Gewicht stabil halten, entpuppt sich als «Flop». Der Grund: Beim Konsum eines künstlich gesüßten Getränkes oder Nahrungsmittels wird über den süßen Geschmack im Mund bereits die Bauchspeicheldrüse «alarmiert» und schüttet jede Menge Insulin aus. Nun kommen aber gar keine Zuckerkalorien, da Süßstoff bekanntlich und im Gegensatz zu richtigem Zucker keine Kalorien enthält. Das fälschlich ausgeschüttete Insulin senkt den vorhandenen Blutzucker. Ein sinkender Blutzuckerspiegel ist immer ein Alarmsignal für den Körper. Der absinkende Zuckerspiegel muss ausgeglichen werden, daher verlangt unser Körper nun nach Zufuhr von Nahrung – er sendet massive Hungersignale. Ein Großteil der anschließend zugeführten Nahrung landet in den Fettdepots aufgrund des überhöhten Insulinspiegels.

Süßstoffe machen dicker, indem sie uns Hungergefühle produzieren, die wir ohne sie nie gehabt hätten! Künstliche Süßstoffe werden seit Jahrzehnten in der Tiermast sehr erfolgreich als Appetitanreger eingesetzt, offensichtlich funktionieren sie beim Menschen gleich gut. Seit in den USA die Light-Welle grassiert, hat der durchschnittliche Amerikaner nochmals ordentlich an Depotfett zugelegt.

ZUCKER MACHT KRANK

Der Zuckerkonsum in Mitteleuropa ist von 8 kg pro Kopf und Jahr 1930 auf über 50 kg im Jahr 1990 gestiegen. Der jahrelange Konsum von raffiniertem Zucker bzw. Lebensmitteln und Getränken mit Zucker als einem der Hauptbestandteile lässt unsere *Blutzucker-Insulin-Schau-*

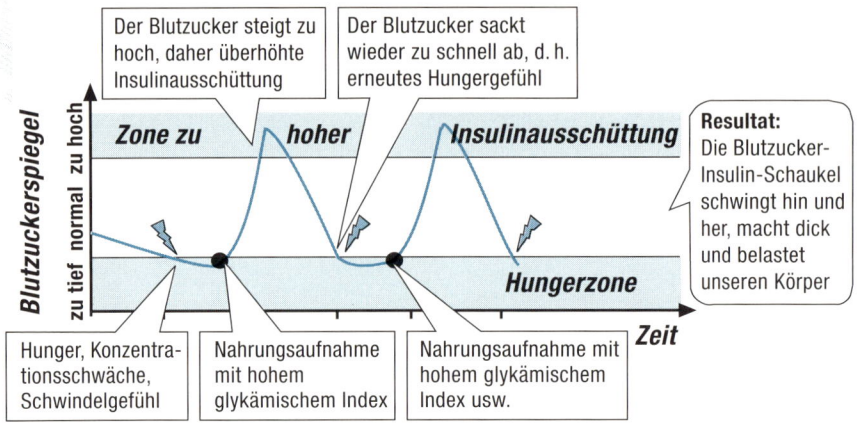

Der Blutzucker steigt zu hoch, daher überhöhte Insulinausschüttung

Der Blutzucker sackt wieder zu schnell ab, d. h. erneutes Hungergefühl

Resultat:
Die Blutzucker-Insulin-Schaukel schwingt hin und her, macht dick und belastet unseren Körper

Blutzuckerspiegel — zu tief · normal · zu hoch

Zone zu · *hoher* · *Insulinausschüttung*

Hungerzone

Zeit

Hunger, Konzentrationsschwäche, Schwindelgefühl

Nahrungsaufnahme mit hohem glykämischem Index

Nahrungsaufnahme mit hohem glykämischem Index usw.

kel permanent und in kurzen zeitlichen Abständen hin und her schwingen. Der Körper befindet sich ständig in der misslichen Lage, die hohen Ausschläge von Blutzucker und Insulin ausgleichen zu müssen. Sie können sich das ungefähr so vorstellen wie ein Unternehmen, das von Quartal zu Quartal einmal rechte Gewinne erzielt, um gleich darauf wieder satte Verluste zu schreiben, und das über Jahrzehnte. Das ständige Hin und Her von notwendigen Korrekturen wie z. B. Spar- und Expansionskursen würde kein Unternehmen auf Dauer verkraften. Wir starten in dieses Dilemma gleich zu Beginn unserer Wachstumsphase. Billige Babynahrung enthält primär Zucker und Stärke, danach wird der «süße» Geschmack durch Bonbons, Lutscher, Kekse, Limonade und andere feine Sachen geprägt. Sobald wir mit dem Besteck umgehen können, lieben wir Kartoffeln, Nudeln und Reis – natürlich nur die «weißen», voll ausgemahlenen Varianten. So wundert es kaum, wenn unsere Bauchspeicheldrüse ihren Dienst irgendwann einmal versagt, nach dem Motto «Produzier dir dein Insulin doch selber – ich kann nicht mehr!».

Zwar ist der Altersdiabetes in jungen Jahren noch zu selten, um die Bevölkerung wirklich aufhorchen zu lassen, aber die Fettleibigkeit unserer Kinder ist nicht mehr zu übersehen. Das durch den Zuckerkonsum permanent angekurbelte und «unnatürliche» Hungergefühl hat zu einem massiven Anstieg übergewichtiger und fettsüchtiger Kinder geführt. So stieg z. B. in Deutschland bei den 10- bis 13-jährigen Kindern der Anteil Übergewichtiger von 11 % im Jahr 1985 auf über 30 % im Jahr 2000! Wenn Sie Kinder haben, bieten Sie ihnen viele und ausreichend zuckerfreie Alternativen – Jahre später werden es Ihnen Ihre Kinder danken.

SÜSSSTOFF MACHT KRÄNKER

Bei dem Konsum von künstlichen Süßstoffen wird die Bauchspeicheldrüse noch schwerer belastet als bei dem Konsum von «richtigem» Zucker. Da er, in vergleichbarer Menge wie Zucker konsumiert, sicher fettleibiger macht und auch uns Menschen zur Mast anregt, begünstigt er zumindest zwei der eingangs erwähnten zentralen Risikofaktoren für Herz-Kreislauf-Krankheiten.

DIE HARTE TOUR

Wenn Sie viel Fett reduzieren müssen (z. B. wegen bereits bedenklichem Gesundheitszustand), dann wäre es eine Alternative, strikt alle Kohlenhydratlieferanten mit hohem glykämischem Index zu vermeiden. Sie werden langsam, aber dauerhaft Ihre Fettpolster los, ohne zu hungern oder auf Genuss zu verzichten. Wenn Sie Ihr Abnehmziel erreicht haben, können Sie tägliche Ausnahmen (z. B. bei einer Mahlzeit pro Tag) machen und auch wieder Pasta oder weißen Reis essen, ohne dass Sie gleich wieder zunehmen.

VERSTECKTE FETTE

Wenn Sie weniger mit dem Zucker als mit den Fetten ein Problem haben, dann stellt sicher eine fettreduzierte Ernährung die erste Maßnahme dar. Jegliche Fettzufuhr zu vermeiden wäre jedoch unsinnig. Wir brauchen das Depotfett als Isolationsschicht, wenn auch viele Menschen in unseren Breitengraden eher zu viel davon haben. Ebenso benötigen wir einen Teil Nahrungsfette für die fettlöslichen Vitamine und zum Schutz der Zellen. Die Bestandteile der Nahrungsfette sind zu unterteilen in *gesättigte* und *ungesättigte* Fettsäuren. Zu vermeiden gilt es die gesättigten, meist tierischen Fette.

Der Anteil der Nahrungsfette sollte etwa 20 bis 25 % der gesamten Nahrungsaufnahme betragen. Bei den Fetten ist es heute kaum noch so, dass fettreiche Kost bevorzugt wird, fast jedes Produkt wird auch in einer fettarmen Variante angeboten und auch gekauft. Es hat zwei Gründe, warum wir dennoch mit den Volksseuchen *Übergewicht* und *Fettleibigkeit* zu kämpfen haben:

→ Nahrungsfette fungieren als Geschmacksverstärker. Deswegen schmecken Proteine in Verbindung mit Fett (z. B. gebratenes Fisch-filet mit fetter Soße) und Kohlenhydrate in Verbindung mit Fett (z. B. Schokolade, Pommes frites) so gut.

→ Der «wahre» Fettgehalt der Lebensmittel wird unterschätzt.
Der effektive Fettgehalt für unseren Körper ergibt sich aus den verwertbaren Kalorien (energetischer Fettgehalt). Fett liefert pro Gramm mehr als doppelt so viel Kalorien wie Kohlenhydrate und Eiweiß. Dazu ein Blick auf die Nährwertangaben eines nor-malen Lebensmittels: Auf einem Joghurtbecher steht: 100 g ent-halten 2,9 g Fett und liefern 103 kcal. Die Rechnung sieht nun wie folgt aus: Ein Gramm Fett liefert etwa 9 kcal, d. h., 2,9 g x 9 kcal = 26,1 kcal. Somit liefert der Fettanteil von 100 g Joghurt 26,1 kcal. 26,1 kcal von insgesamt 103 kcal ergeben 25,3 % «energetischer» Fettgehalt eines normalen Joghurts und nicht 2,9 %.

Merken Sie sich einfach die Zahl 9 (kcal pro Gramm Fett), und Sie kön-nen jederzeit den Fettgehalt Ihrer Nahrungsmittel selbst ermitteln. Ver-meiden Sie Nahrungsmittel mit einem wahren Fettanteil von über 30 %.

FETTFALLEN UND IHRE ALTERNATIVEN

Gesättigte Fettsäuren müssen keine weitere biochemische Verbindung im Körper eingehen und können mehr oder weniger direkt als Depot-fett abgelagert werden. Sie sind primär in Butter, Kokosöl und -fett so-wie in allen heißgepressten Ölen vorhanden. Ebenfalls bestehen die Fettanteile von Tieren (Schwein, Rind, Geflügel) aus gesättigten Fettsäuren (z. B. Fettrand am Schinken).

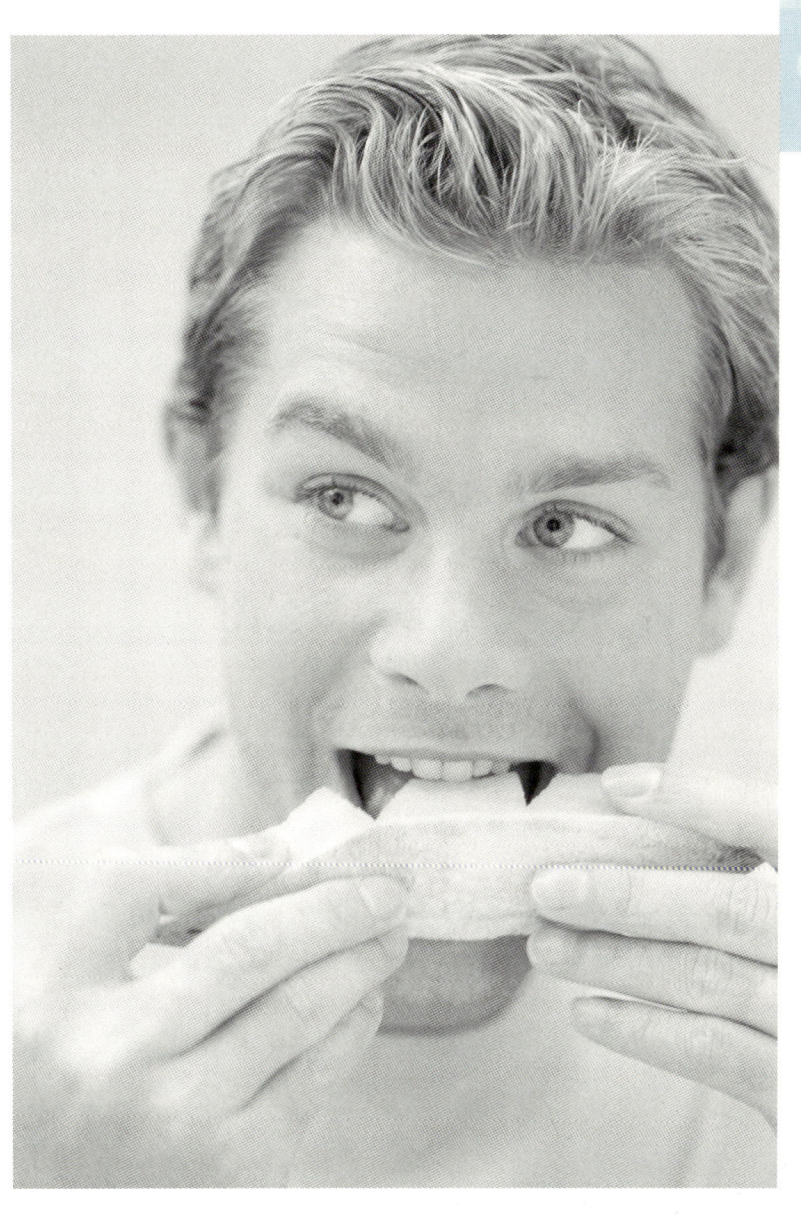

Fettfalle	Alternative	Eingesparte Fettkalorien
Salami 30 g	Lachsschinken 30 g	84
Bavaria blu 30 g 70 % i.Tr.	Camembert 30 g 30 % i.Tr.	75
Nuss-Nougat-Creme 20 g	Marmelade 20 g kalorienreduziert	56
Croissant 45 g	Vollkornbrot 45 g	120
Trinkschokolade 150 ml	Früchtetee, ungezuckert 150 ml	100
Sahnejoghurt 150 ml	Magermilchjoghurt 150 ml	140
Pommes frites 100 g	Kartoffeln, gekocht 100 g	300!
Kartoffelpuffer 150 g	Kartoffelpüree 150 g	160
Schweineschnitzel, paniert 150 g	Kalbsfilet 150 g	160
Schokolade 40 g	Früchteriegel 40 g	70
Thunfisch in Öl 150 g	Seelachs 150 g	200
Grillhähnchen 150 g	Putenbrust 150 g	380
Schoko-Sahne-Torte 150 g	Zwetschgenkuchen 150 g	380

WEITERE TIPPS ZUR FETTREDUKTION

➔ Schneiden Sie den Rand von fettem Schinken und Fleisch ab oder nehmen Sie lieber gleich mageres Fleisch o. Ä.

➔ Entfernen Sie die Haut von Geflügel

➔ Bestellen Sie Soßen mit Dickmilch oder fettarmem Sauerrahm statt mit Sahne oder Crème fraîche

➔ Machen Sie Ihre Salat mit hochwertigen Ölen oder Joghurt selber an und verzichten Sie auf fertige Soßen aus der Flasche

➔ Verbannen Sie die Fritteuse aus Ihrer Küche

➔ Benutzen Sie beschichtete Pfannen, die Sie nur leicht mit (stabilem) Öl auspinseln

WEITERE MASSNAHMEN

WEITERE MASSNAHMEN

Wasser unterstützt

Wasser ist das wichtigste Nahrungsmittel überhaupt. Wir können ohne die anderen Nahrungsbestandteile ein paar Wochen überleben, ohne Wasser jedoch nur wenige Tage. Es ist an den meisten Prozessen im Körper beteiligt, und die ausreichende Versorgung ist eng mit unserem körperlichen Wohlbefinden verbunden. Auch bei dem FATBURNER-Programm ist Wasser eines der wichtigsten Hilfsmittel. Wir haben in unserer Praxis bei einer großen Anzahl von Personen beachtliche Erfolge erzielt, alleine dadurch, dass zusätzlich zu einem moderaten Bewegungstraining 3 Liter Wasser pro Tag getrunken wurden. Eine ausreichende Wasserzufuhr unterstützt, wenn auch nur indirekt, die Prozesse der Fettverbrennung. Die Fett verbrennenden Enzyme werden besser transportiert, die natürliche Entschlackung des Körpers unterstützt.

Da wir die richtige Menge Wasser pro Tag nur zu uns nehmen, wenn wir das Wasser «vor der Nase haben», empfehlen wir, am Bett, Arbeitsplatz und im Auto immer eine Wasserflasche bereitzuhalten. Da der Wasserverlust früher eintritt als das Durstgefühl (ähnlich wie beim Sättigungsgefühl), ist es wichtig, «pauschal» zu trinken und nicht erst, wenn Sie den Durst verspüren.

Bei unseren Essgewohnheiten hat sich die Unsitte breit gemacht, erst einmal ein, zwei Gläser Wasser zu trinken, bis dann das Essen serviert wird. Damit «verwässern» wir unsere Verdauungssäfte und machen es unserem Körper unnötig schwer, die aufgenommenen Nährstoffe richtig zu verwerten. Trinken Sie bei den Mahlzeiten, wenn überhaupt, erst nach dem Hauptgang etwas Wasser. Der generelle Wasserkonsum sollte zwischen den Mahlzeiten erfolgen.

Maßnahme Wasser – Trinken Sie 2 bis 3 Liter Wasser täglich.

HOCHWERTIGES EIWEISS: DER MUNTERMACHER

Das Nahrungseiweiß liefert die «Baustoffe» für unseren Körper. Aus den 20 Aminosäuren, die wir mit der Nahrung aufnehmen, baut sich unser Körper alle körpereigenen Proteine sowie sämtliche Hormone. Von den paar Kilogramm Depotfett einmal abgesehen, bestehen wir hauptsächlich aus Wasser und Eiweißbausteinen. Oft herrscht die irrige Meinung, Eiweiß sei nur für die Muskulatur nützlich. Dass aber aus Protein nahezu sämtliche Enzyme und Hormone gebildet werden und dass z. B. Nägel, Haare, Knochen und Zähne aus Eiweißbausteinen bestehen, ist weniger bekannt. Zu geringe Zufuhr an Nahrungseiweiß schränkt daher unter anderem die körperliche und geistige Leistungsfähigkeit ein und senkt die Widerstandskraft des Körpers.

Bei den uns zur Verfügung stehenden Nahrungsquellen sind *tierische* und *pflanzliche* Eiweiße zu unterscheiden. Nach wie vor ist die Wissenschaft in zwei Lager gespalten, und die Wahrheit liegt wie immer in der Mitte: Kombinieren Sie geschickt beide Proteinarten, und Sie erhalten eine hohe biologische Wertigkeit bei der Eiweißzufuhr.

Pflanzliches Eiweiß finden wir in Hülsenfrüchten (Erbsen, Linsen, Bohnen, Sojabohnen), Nüssen (Wal- und Haselnüssen, Mandeln, Pistazien), Kernen (Pinien-, Kürbis-, Sonnenblumen-) und Samen (Sesam, Mohn).

Tierische Eiweißquellen sind alle Fleischarten, alle Fischarten, Milch und Milchprodukte (Joghurt, Kefir, Quark, Käse) sowie Eier.

Für einen gesunden Körper ist eine ausreichende Eiweißzufuhr unentbehrlich. Grundsätzlich predigen uns die nationalen Gesellschaften für Ernährung, dass unsere Eiweißzufuhr ausreichend oder gar zu hoch ist.

Das mag stimmen in Bezug auf die gesamte Nahrungsmenge, aber wir nehmen Eiweiß meist in Verbindung mit Fett und schlechten Kohlenhydraten zu uns (z. B. Fischfilet mit fetter Soße und poliertem Reis), und dann landet das wertvolle Eiweiß größtenteils an unseren Fettpolstern und steht für entsprechende Hormonbildungen gar nicht zur Verfügung.

DIE EIWEISSLIEFERANTEN

Pflanzlich	Hülsenfrüchte	Linsen
		Bohnen
		Erbsen
		Soja
	Getreide	Hafer
		Weizen
		Hirse
		Grünkern
	Kartoffeln	
	Nüsse & Samen	
Tierisch	Fleisch	Magere Pouletbrust
		Kalbsfilet
		Rindsfilet
		Roastbeef (mager)
		Tartar
	Fisch	Krabben
		Seelachsfilet
		Forelle
		Heilbutt
		Hecht
		Rotbarsch
	Milchprodukte	Frisch- oder Hüttenkäse
		Joghurt
		Magermilch
		Magerer Speisequark
		Buttermilch oder Kefir

Kombinationen für eine hohe Wertigkeit
- → Kartoffeln mit Ei (fettfrei zubereitet)
- → Tofu mit Linsen
- → Vollei mit Milch, z. B. Rührei, fettfrei in einer beschichteten Pfanne zubereitet
- → Milch mit Weizen, z. B. Weizenflocken mit Milch, Birchermüesli
- → Bohnen mit Kalbsfilet
- → Alle Fische (gedünstet ohne Soße) mit Gemüse
- → Vollreis mit Gemüse

HÜLSENFRÜCHTE

Der Anteil pflanzlicher Eiweiße sollte mindestens so groß sein wie der Anteil an tierischen Eiweißen. Einmal pro Woche Bohnen und ansonsten nur Fleisch und Fisch hat mit einer ausgewogenen Ernährung nichts zu tun. Unterschätzen Sie den Wert der Hülsenfrüchte nicht. Für Vegetarier sind Gerichte wie Tofu mit Linsen oder Kartoffeln mit Ei hochwertige Eiweißlieferanten.

FISCH

Genießen Sie mindestens zweimal pro Woche gedünsteten Fisch, träufeln Sie Zitrone und ein paar Tropfen kaltgepresstes Olivenöl darüber, dazu kurz gedünstetes Gemüse. Auch Sushi eignet sich hervorragend.

ZUBEREITUNG

Wichtig ist der Verzicht von jeglichem Fett, z. B. in Form von Soße. Wird das Eiweiß in Verbindung mit Fett verzehrt, dann werden wir schnell müde, und außerdem stehen die hochwertigen Aminosäuren des Eiweißes für die Produktion wertvoller Hormone nicht zur Verfügung (alle Hormone wie Wachhormon, Wohlfühlhormon und Kreativitätshormon werden aus Aminosäuren gebildet). Würzen Sie Ihre Eiweißquelle mit einer leichten Prise Salz und etwas Zitronensaft. Wer im Restaurant isst, sollte den Mut haben, sein Gericht so zu verlangen, wie er es gerne möchte, z. B. leicht gedünstet, aber ohne Soße.

Eiweiß, fettarm und schnell zubereitet

Wenn sich die Zubereitung einer eiweißbetonten und fettarmen Mahlzeit für Sie nur schwer realisieren lässt, weil Sie sich z. B. im Büro oder unterwegs ernähren müssen, empfiehlt sich der gezielte Einsatz von Eiweißdrinks. Mit einem solchen Drink verfügen Sie über eine hochwertige Eiweißquelle, die zudem noch schnell zubereitet ist.

So können Sie auf einfache Weise eine genügend dosierte Menge an essenziellen Aminosäuren fettarm zuführen. Sie stellen so sicher, dass genügend Baustoffe für Ihre schlanken (slow twitch) Muskelfasern vorhanden sind (keine Angst – Sie werden sicher kein Muskelprotz). Weiterhin unterstützen Sie die Bildung Ihrer eigenen Wachstumshormone, die Muskulatur aufbauen und Fett verbrennen.

NOCHMALS EIN KLEINER AUSFLUG IN DIE BIOCHEMIE

Die Fettzellen unseres Unterhautfettgewebes können sich nur entleeren, wenn ein bestimmtes Hormon aktiviert wird. Es handelt sich um die hormonsensitive Lipase (HSL). Die HSL ist in den Adipozyten (Fettzellen) lokalisiert und wird durch die Stresshormone, besonders durch das Noradrenalin – das sanfte, positive Stresshormon – aktiviert.

Dies erklärt auch, warum wir in Zeiten von positivem Stress (auch so genannter Eustress) wie z. B.

➜ Phase des Verliebtseins

➜ Versinken und Aufgehen in einem Projekt oder einer Aufgabe

➜ leichte körperliche Aktivität mit Spaß und Freude
nachweislich vermehrt Körperfett abbauen.

Das positive Stresshormon Noradrenalin (wie auch das Wohlfühlhormon Serotonin) wird ebenfalls aus Aminosäuren gebildet. Maßgeblich beteiligt sind Tyrosin, Phenylalanin und Tryptophan. Ohne eine ausreichende Zufuhr dieser essenziellen Aminosäuren kann unser Körper nur schwer die Hormone bilden, die dann die HSL zur Fettverbrennung aktivieren.

Es nutzt aber nichts, nur die Aminosäuren zuzuführen, denn für die gezielte Fettverbrennung sind zwei Dinge notwendig:

→ die Baustoffe zur Bildung der Hormone (hochwertiges und fettarmes Protein) und

→ eine regelmäßige Bewegung im Bereich Ihres FM-Pulses, um das Noradrenalin auszuschütten und zur HSL zu transportieren.

> **Maßnahme Eiweiß** – Essen Sie täglich eine eiweißbetonte Mahlzeit mit hochwertigem, aber fettarmem Protein. Entweder in Pulverform (Eiweißdrink, wenn es schnell gehen soll) oder Fisch oder Geflügel ohne Soße mit etwas Zitrone (hilft bei der Eiweißverwertung).

VITALSTOFFE UNTERSTÜTZEN

Es gibt bestimmte Stoffe, die Ihr Programm zur gezielten Fettverbrennung wirksam unterstützen können. Das heißt konkret: Diese Stoffe können unter bestimmten Umständen helfen, aber nie alleine wirken. Machen Sie sich frei vom Gedanken der Wunderpille, auch wenn Ihnen einzelne Präparate mit entsprechenden Werbeaussagen angeboten werden.

VITAMIN C

… ist ein echter Schlankmacher. Es ist beteiligt an der Produktion von Noradrenalin, einem unserer Stresshormone. Noradrenalin wird nicht nur für den Eustress (den positiven) verantwortlich gemacht, sondern es sorgt auch für eine erhöhte Energiebereitstellung aus den Fettdepots. Damit das wasserlösliche Vitamin C nicht gleich vom Körper ausgeschieden wird, sollte es in retardierender (verzögerter) Form eingenommen werden (z. B. Vitalstoffmix – siehe Serviceteil).

Unsere tägliche zusätzliche Einnahmeempfehlung zur Unterstützung der Fettverbrennung: 800–1200 mg

CHOLIN

… ist ein wichtiger Baustein der Hirnsubstanz. Es wirkt außerdem gefäßerweiternd, blutdrucksenkend, regelt die Darmbewegung und vermindert die Fettablagerung. Cholin wird teilweise zum Bereich des Vitamin-B-Komplexes gezählt, ist als Vitamin aber nicht allgemein anerkannt, da es vom Körper auch selbst aus Methionin (ebenfalls eine Aminosäure) synthetisiert werden kann. Ist nicht genug Cholin vorhanden, dann «verfetten» die Hirn- und Nervenzellen. In der Folge wird die Wirkung von z. B. Noradrenalin gemindert, und es gelangt nicht mehr ausreichend in die Fettzellen, um dort die Verbrennung anzukurbeln.

Unsere tägliche zusätzliche Einnahmeempfehlung zur Unterstützung der Fettverbrennung: 60–100 mg

MAGNESIUM

… ist ein wichtiger Bestandteil der Enzyme, die an der Fettverbrennung beteiligt sind. Auch wird dadurch die Sauerstoffversorgung in den Zellen gefördert, ohne die keine Fettverbrennung stattfindet. Magnesium wirkt sich auch äußerst positiv auf Ihr Nervenkostüm aus – es dämpft Stresssituationen ab und wird in der orthomolekularen Medizin das «Salz der inneren Ruhe» genannt.

Unsere tägliche zusätzliche Einnahmeempfehlung zur Unterstützung der Fettverbrennung: 200–300 mg

CHROM

… ist für die Regulierung unseres Blutzuckerspiegels von Bedeutung. Bei einem Mangel an Chrom kann das Insulin den Blutzuckerspiegel nicht konstant halten. Die Folgen bei dauerhafter Unterversorgung an Chrom können Blutzuckerprobleme und auch Fettsucht sein. Untersuchungen zeigen, dass mehr als 90 % aller übergewichtigen Menschen Chrommangel haben.

Unsere tägliche zusätzliche Einnahmeempfehlung zur Unterstützung der Fettverbrennung: 50 µg

ANTIOXIDANTIEN

Diese Stoffe besitzen die Fähigkeit, die bei der Oxidation anfallenden «freien Radikale» zu neutralisieren: Machen wir wieder einen kurzen Sprung zu dem Thema Stress und Burn-out. Je mehr psychischen und / oder körperlichen Stress Sie haben, umso mehr fallen bei Ihrer Energieproduktion so genannte freie Radikale an. Diese negativ geladenen Sauerstoff-Ionen sind äußerst aggressiv, zerstören Zellwände und dringen teilweise in den Zellkern ein. Mit einem Teil dieser Aggressoren kann Ihr Körper je nach Gesundheitszustand selber fertig werden.

Steigt die Menge und / oder sind Sie körperlich angeschlagen, dann reicht unter Umständen Ihr eigener Zellschutz nicht mehr aus. Sie können sich dennoch mit der Zufuhr von so genannten Antioxidantien (auch «Radikal-Fänger») schützen. Die Antioxidantien sind essenzielle Nährstoffe. Die wichtigsten sind die Vitamine A, C, E und Beta-Carotin. Ein Mangel an Vitamin B12 kann zu einer psychisch bedingten erhöhten Stressanfälligkeit führen.

Eine besondere Rolle in Bezug auf Stress kommt dem Mineralstoff Magnesium zu. Stressreaktionen laufen bei entstehendem Magnesiummangel verstärkt ab. Umgekehrt wirkt eine Magnesiumzufuhr positiv, indem sie den Anstieg der Stresshormone im Blut dämpft. Da ein Mangel an den Vitaminen B1, B2 und B6 die Aufnahme von Magnesium beeinflusst, sind auch diese in Betracht zu ziehen.

Viele der Stoffe sind quasi zweifach wirksam: Zum einen unterstützen sie die Fettverbrennung, und zum anderen dienen sie dem Zellschutz.

Stellt sich die Frage: Sind genug Antioxidantien in unserer Nahrung, oder müssen wir diese künstlich zu uns nehmen? Hört man auf die nationalen Ernährungsgesellschaften, ist in einer ausgewogenen Ernährung alles enthalten, was wir brauchen. Es gibt keine Notwendigkeit, um Vitaminpillen zu schlucken.

So weit, so gut. Aber leider stützen sich diese Erkenntnisse zum größten Teil auf veraltete Nährwertgehalte unserer Nahrungsmittel. In den letzten Jahrzehnten ist der enorme Vitalstoffschwund bei unseren Nahrungsmitteln mehrfach nachgewiesen worden.

Zweitens ist es ein Unterschied, ob man mit den Dosierungen lediglich der Erkrankung an Mangelerscheinung vorbeugt oder ob man anstrebt, unter hoher Belastung optimal zu funktionieren. Wir streben Letzteres an.

Um die notwendigen therapeutischen Mengen an antioxidativen und fettverbrennungsfördernden Vitalstoffen über natürliche Nahrungsmittel aufzunehmen, müssten Sie z. B. zu sich nehmen:

→ für 1 g Vitamin C etwa 5 kg Kartoffeln oder 1,5 kg Orangen oder 5 Liter Multivitaminsaft (Vitafit);

→ für 400 mg Vitamin E etwa 4 kg Erdnüsse oder 0,6 Liter Olivenöl oder 12 Liter Multivitaminsaft (Vitafit);

→ für 15 mg Beta-Carotin etwa 5 kg Kartoffeln oder 0,8 kg Aprikosen oder Karotten.

Um Ihnen den Einkauf und die Einnahme der einzelnen Stoffe zu vereinfachen, haben wir Ihnen einen wohlschmeckenden «Vitalstoffdrink» sowie einen geeigneten «Vitalstoffmix» zusammengestellt (siehe Serviceteil).

ZUSAMMENFASSUNG

Nun sind doch einige Maßnahmen zusammengekommen. Wir raten Ihnen daher zunächst, im Bereich Ernährung nur diese Maßnahmen umzusetzen:

→ Trinken Sie täglich 2–3 Liter reines Wasser und

→ setzen Sie den «wahren» Fettgehalt um – vermeiden Sie Nahrungsmittel, deren Fettanteil über 30 % liegt.

→ Wenn Sie zur «Zuckergruppe» gehören: Vermeiden Sie einfache (Zucker) und bevorzugen Sie komplexe, vollwertige Kohlenhydrate.

Wir möchten, dass Sie eben nicht gestresst werden mit einer Diät, daher konzentrieren wir uns zunächst nur auf wenige Maßnahmen.

Erst wenn diese Maßnahmen für Sie zum gewohnten Alltag gehören (nach einigen Wochen), dann «verfeinern» Sie Ihre Ernährung:

→ Unterstützen Sie Ihr Programm mit hochwertigem Eiweiß und einem Vitalstoffmix / -drink.

→ Essen Sie natürliche, unverarbeitete Nahrungsmittel.

FETT VERBRENNENDE FAKTEN:

→ Mit einigen wenigen Ernährungsmaßnahmen können Sie eine große Wirkung erzielen.

→ Der «wahre» Fettgehalt der meisten Speisen ist viel höher, als wir annehmen.

→ Versteckte Zucker destabilisieren den Blutzuckerspiegel und verursachen Hunger.

HÄUFIG GESTELLTE FRAGEN

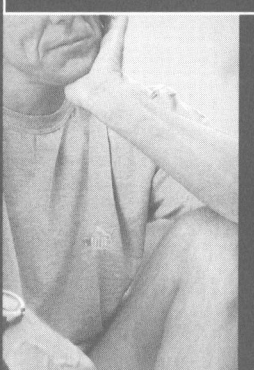

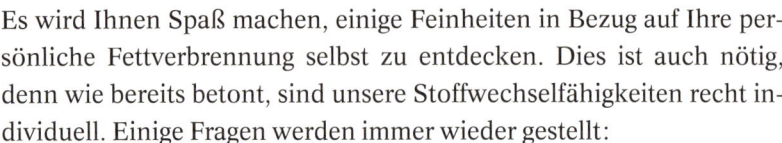

Es wird Ihnen Spaß machen, einige Feinheiten in Bezug auf Ihre persönliche Fettverbrennung selbst zu entdecken. Dies ist auch nötig, denn wie bereits betont, sind unsere Stoffwechselfähigkeiten recht individuell. Einige Fragen werden immer wieder gestellt:

BEWEGUNG

DARF ICH GAR NICHT IN DEN HÖHEREN PULSBEREICHEN TRAINIEREN?

Natürlich können Sie auch ein Training im Intensitäts-Bereich machen. Möchten Sie Ihren Fettstoffwechsel gezielt ansprechen, sollten Sie sich jedoch zunächst nur im FM-Bereich bewegen. Merken Sie die ersten Veränderungen (Selbsttest), können Sie auch gelegentlich im Wohlfühlbereich unterwegs sein. Dies mindert die Wirkung Ihres FM-Trainings nicht. Sie sollten jedoch immer den größten Anteil (z. B. 3 von 4 Bewegungseinheiten pro Woche) als FM-Training durchführen. Bei einem umgekehrten Verhältnis kriegen Sie die Veränderung von einem schlechten zu einem guten Fettstoffwechsler nicht hin.

Mischen Sie die Intensitäten jedoch nicht in einer Trainingseinheit. Unser Körper hat es am liebsten, wenn wir ihm ganz klare Aufgaben stellen. Also entweder ein FM-Training oder ein Intensitätstraining.

WAS PASSIERT, WENN ICH UNTERHALB MEINES FM-PULSBEREICHES TRAINIERE?

Dies ist nicht schädlich und ganz klar: Jede Bewegung ist besser als keine Bewegung. Allerdings erreichen wir unterhalb unseres FM-Pulsbereiches keinen nennenswerten Trainingseffekt, die Belastung ist schlicht und ergreifend zu gering (z. B. Schaufensterbummel).

Soll ich jeden Tag trainieren?

Bei einem täglichen Training wird das Prinzip Anspannung – Entspannung missachtet. Viele Personen fangen mit einem großen Motivationsschub ihr Bewegungsprogramm an und können kaum genug bekommen. Sie trainieren jeden Morgen etwa 45 bis 60 Minuten. Nach anfänglich schnellen Erfolgen wird ein Plateau erreicht, man hat das Gefühl, jetzt geht's nicht mehr weiter. Wir empfehlen wenigstens zwei Ruhetage pro Woche, an denen regenerative Maßnahmen wie z. B. Massage, Sauna oder Entspannungstraining im Vordergrund stehen. Wer das Gefühl hat, dass er zu wenig macht, kann an den anderen fünf Tagen die Zeiten ausdehnen. Auch ist es empfehlenswert, die Trainingsdauer pro Einheit immer wieder etwas zu variieren, damit dem Körper immer wieder neue «Reize» gesetzt werden.

Ich mache auch Krafttraining, geht das?

Ein Krafttraining unterstützt die Straffung von Haut und Bindegewebe gerade auch in den Problemzonen. Es «beißt» sich mit Ihrem FM-Training überhaupt nicht. Führen Sie Ihr Krafttraining idealerweise an einem anderen Tag durch als Ihre FM-Trainingseinheiten. Wenn Sie an einem Tag z. B. im Fitnesscenter beides trainieren möchten, dann machen Sie zuerst das Fettstoffwechseltraining und danach den Kraftteil. Sie erhöhen somit den Fett verbrennenden Effekt.

Was ist mit anderen sportlichen Aktivitäten?

Natürlich müssen Sie auch nicht auf Ihr Tennis, Fußball oder Squash verzichten. Auch hier ist es ideal, diese Aktivitäten an einem anderen Tag durchzuführen als Ihr FM-Training. Auch eine zeitliche Trennung an einem Tag wäre möglich, z. B. morgens FM-Training und abends Ihre Spielsportart.

Bleiben die Pulswerte immer gleich, oder kann ich später auch mit höheren Pulswerten trainieren?

Was sich primär ändert, ist Ihre Leistungsfähigkeit in dem FM-Pulsbereich, weniger die Pulswerte selber. Wenn Sie als Bewegungsanfänger einen FM-Puls von 110 bis 130 ermittelt haben, wird dieser Bereich nicht in ein paar Monaten bei 150 bis 170 liegen. Aber Ihre Geschwindigkeit bei Puls 125 bis 130 wird nach einiger Zeit viel schneller sein (regelmäßige Kontrolle mit dem Selbsttest siehe S. 124–125). So konnten viele der von uns betreuten Personen am Anfang mit ihrem FM-Puls gerade mal zügig gehen und nach ein paar Monaten bereits recht flott joggen. Der Körper hat «gelernt», bei gleichem Puls mehr Fett verbrennende Hormone und Enzyme zu aktiveren, es stehen mehr freie Fettsäuren zur Verfügung, und wir können bei gleichem Puls eine höhere Leistung erbringen.

Bei gänzlich untrainierten und stark übergewichtigen Personen kann es sein, dass sich nach ein paar Wochen und mit steigendem Fitnessniveau eine leichte «Verschiebung» der FM-Pulswerte einstellt. Die Werte können nach unten, aber auch nach oben gehen. Wenn das Bewegungsprogramm nicht mehr als angenehm empfunden wird, dann sollten die FM-Pulswerte nochmals überprüft werden. Wenn Sie durch einen Anbieter mit Check-up bzw. Laktatstufentest betreut werden, dann empfiehlt sich nach einer Periode von 6 bis 9 Monaten ein Re-check bzw. ein erneuter Test zur Überprüfung Ihrer Entwicklung.

Als «do-it-yourself»-Praktiker empfehlen wir Ihnen, alle 4 bis 6 Wochen den Selbsttest durchzuführen und auch in gleichen Zeitab-ständen den Smart-Test zur Evaluierung Ihrer Pulswerte. Eine Durch-führung des Smart-Testes (own-zone) zu Beginn eines jeden Trainings ist nicht notwendig.

Muss ich unbedingt mit einem Pulsmesser trainieren, geht es nicht auch nach Gefühl?

Mehr als 90 % der von uns getesteten Personen schätzen den für sie günstigen Bereich falsch ein. Dabei tendieren Männer i. d. R. zu einer zu hohen Intensität und Frauen des Öfteren zu einer zu niedrigen.

Wenn wir Ihnen nichts an technischen Hilfsmittel empfehlen – einen Pulsmesser können wir Ihnen im wahrsten Sinne des Wortes «ans Herz legen».

Muss ich das Bewegungstraining wirklich nüchtern durch-führen? Ohne etwas im Magen kann ich keinen Sport treiben.

Ja, das FM-Training muss zwingend ohne Nahrung absolviert werden, nur so kann der Körper die nötigen Fett verbrennenden Hormone und Enzyme ausreichend aktivieren. Da es sich bei dem FM-Puls nicht um eine hohe Intensität im Sinne von Sport, sondern eher um extensive Aktivität im Sinne von «Bewegung» handelt, sind die Bedenken vieler

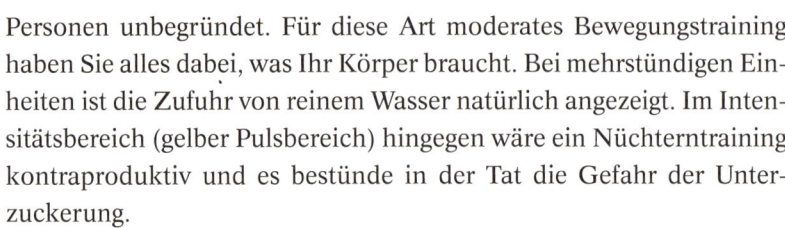

Personen unbegründet. Für diese Art moderates Bewegungstraining haben Sie alles dabei, was Ihr Körper braucht. Bei mehrstündigen Einheiten ist die Zufuhr von reinem Wasser natürlich angezeigt. Im Intensitätsbereich (gelber Pulsbereich) hingegen wäre ein Nüchterntraining kontraproduktiv und es bestünde in der Tat die Gefahr der Unterzuckerung.

WIE LANGE DAUERT ES, BIS SICH DIE ERSTEN ERFOLGE EINSTELLEN?

Bereits nach ein paar Wochen mit mindestens 2 bis 3 Bewegungseinheiten pro Woche werden Sie feststellen, dass Ihr Tempo im FM-Bereich schneller wird (siehe auch Selbsttest). Als Erstes lernt also Ihr Herz-Kreislauf-System ökonomischer zu arbeiten. Bis Sie dann z.B. 6 cm an Bauchumfang verlieren, kann es je nach Ausgangslage und begleitenden Ernährungsmaßnahmen einige Monate dauern. Dafür bleibt dies dann auch stabil, und Sie legen nicht gleich 4 cm wieder zu, wenn Sie mal Ihren «Genusstag» einlegen oder sich 3 Tage nicht bewegen. Da wir ja von einer generellen Veränderung des Stoffwechselverhaltens Ihres Körpers reden, dürfte klar sein: Wenn Sie jahrelang als guter Kohlenhydratstoffwechsler und «schlechter» Fettstoffwechsler durchs Leben gegangen sind, dann dürfte einleuchten, dass Sie nicht über Nacht zu einem «guten» Fettstoffwechsler werden.

EIGNEN SICH AUCH ANDERE ENTSPANNUNGSMETHODEN ALS DIE UNTER «DENK DICH SCHLANK!» BESCHRIEBENE?

Ja, natürlich, jede Form der bekannten Entspannungstechniken wie Meditation, mentales Training, autogenes Training und auch Sauna wie Massage sind geeignet. Wichtig ist die regelmäßige Durchführung (wenigstens zweimal pro Woche) und dass Sie wirklich in einen Zustand der «tiefen Entspannung» gelangen.

Ihre Entspannungsmaßnahmen dienen zur Unterstützung, direkt Fett abbauen können Sie damit nicht.

ERNÄHRUNG

BRAUCHE ICH UNBEDINGT ZUSATZSTOFFE, z. B. PROTEINE ODER VITALSTOFFE WIE UNTER «ISS DICH SCHLANK!» BESCHRIEBEN?

Nein, natürlich nicht, auch haben wir mehrmals betont, dass Sie mit diesen Nahrungsergänzungen selber nicht Fett abbauen können. Generell sind auch wir von einer vollwertigen, vielfältigen und naturbelassenen Ernährungsweise als lebenslanges Konzept überzeugt. Wer allerdings durch die zeitlichen Belastungen seines Berufes und / oder der Familie sowie andere Begleiterscheinungen des täglichen Lebens eher Mühe hat, gut gemeinte Empfehlungen wie «take 5 a day» (fünfmal am Tag rohes Gemüse und Früchte) zu realisieren, der kann mit hochqualitativen (z. B. zuckerfreien) Nahrungsergänzungen seinem Körper auf die Sprünge helfen. Im Rahmen unserer Empfehlungen bevorzugen wir definitiv einen fettarmen Proteindrink anstatt eines Schokoriegels.

MUSS ICH JETZT AUF ALLE ANGENEHMEN UND FEINEN SACHEN VERZICHTEN?

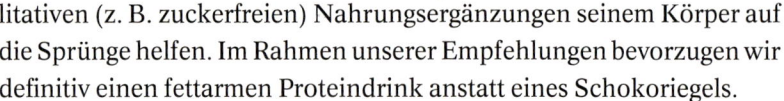

Nein, ein totaler Verzicht auf die uns lieb gewonnenen Genussmittel in Form von Süßigkeiten, Knabberwaren und Junkfood käme für manche Personen einem Verzicht auf Lebensfreude gleich.

Wir empfehlen Ihnen wie beschrieben, eine Änderung Ihrer Ernährungsgewohnheiten nach der anderen vorzunehmen. Machen Sie die «Macht der Gewohnheit» zu Ihrem Verbündeten und gehen Sie behutsam vor, indem Sie erst die nächste Änderung in Angriff nehmen, wenn die erste (z.B. 2 Liter Wasser pro Tag) bereits zur Gewohnheit geworden ist.

Damit Ihr Genuss, z.B. Wein, Käse, Süßigkeiten, nicht gänzlich auf der Strecke bleibt, empfehlen wir Ihnen, einen «Genuss-Tag» pro Woche einzulegen. An diesem Tag genießen Sie ohne Reue nach Lust und Laune alles, was Ihnen Spaß macht.

DIE ALTERNATIVEN

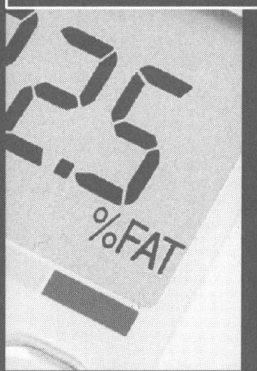

Da wir anderen Methoden zur Fettvernichtung nicht unaufgeschlossen gegenüberstehen, möchten wir Ihnen unsere Erfahrungen zu den gängigsten Varianten nicht vorenthalten.

FETTBLOCKER – DIE SCHLANKHEITSPILLEN

Die Wirkstoffe binden hier den Fettanteil der Nahrung, und das Gemisch muss über den Magen-Darm-Trakt ausgeschieden werden. Wird die Nahrung nicht fettreduziert zusammengestellt und an den alten Gewohnheiten festgehalten, kommt es zu öligem Stuhl, der zudem schwer kontrollierbar ist. Permanenter schwerer Durchfall ist die Folge. Wird das Mittel abgesetzt, stellt sich bei gleich bleibenden Ernährungsgewohnheiten ebenfalls der Jo-Jo-Effekt ein. Fazit: Ohne eine einschneidende Verhaltensänderung sind die Fettblocker nutzlos und führen während der Einnahme zu äußerst unangenehmen Begleiterscheinungen. Eine Umstellung auf fettreduzierte Ernährung lässt sich auch ohne Fettblocker bewerkstelligen.

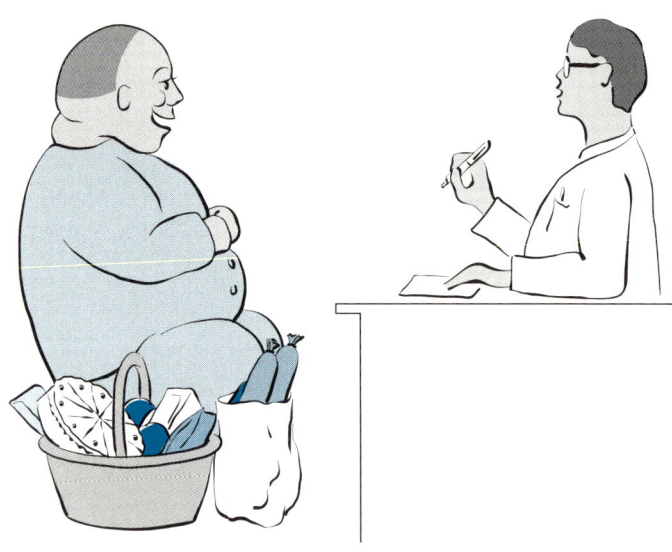

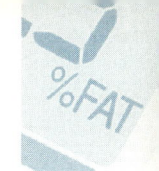

Appetitzügler/Schlankheitspillen

➡ Sie greifen in den Stoffwechsel des Gehirns ein. Über die Botenstoffe Serotonin und Noradrenalin wird das Essverhalten ge-
bremst. Zielgruppe sind vor allem die «Frustfresser». Außerdem
wird die Stoffwechselrate leicht erhöht.

Die beobachteten Nebenwirkungen wie steigender Blutdruck, Kopf-
schmerzen, Mundtrockenheit und Verstopfung sind nicht unbedenk-
lich, je nach Fülle der Sekundärerkrankungen möglicherweise sogar
gefährlich.

Ephedrin-Kur – die Chemiekeule

Mit Ephedrin kann bei richtiger Anwendung tatsächlich ohne Bewe-
gung Fett verbrannt werden. Das Zauberwort heißt Thermogenese
(= Wärmeentstehung) – die Temperatur des Körpers steigt leicht an, der
Körper verbrennt auch im Ruhezustand mehr Fett. Der nötige Chemie-
cocktail aus Ephedrin, Aspirin und Koffein wirkt stark auf das zentrale
Nervensystem und ist daher leider nicht frei von Nebenwirkungen:

Fingerzittern, innere Unruhe, Schlaflosigkeit, Übelkeit, Appetitlo-
sigkeit, Schwindel und Gereiztheit.

Speziell der letzte Punkt trifft fast immer zu, daher empfehlen wir
dem, der dies unbedingt ausprobieren möchte, auf eine einsame Insel
zu verreisen. Nach einer Ephedrin-«Kur» wird ebenfalls der Jo-Jo-
Effekt eintreten, wenn nicht Ernährungs- und Bewegungsgewohnhei-
ten umgestellt werden – schade um das Geld und die Nerven.

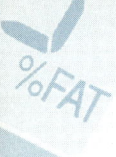

Fettabsaugen – die Liposuktion

Das operative Entfernen von Fettzellen ist sicher ein praktikabler Ansatz, um an bestimmten Stellen das Fett loszuwerden. Das Problem dabei ist: Werden die Ernährungsgewohnheiten und das Bewegungsverhalten nicht umgestellt, dann hat man relativ bald das Problem an anderen Stellen des Körpers. Wird zum Beispiel das Fett an der Taille entfernt, dann füllen sich die Fettzellen an Gesäß und Oberschenkel umso mehr. Auch blähen sich die verbleibenden Zellen an der operierten Region ungleich mehr auf, sodass meist noch eine «Nach»-Operation nötig ist – ein so genanntes Touch-up. Nicht gerade die billigste Variante – ein Eingriff kostet je nach Region und Größe zwischen 4000,– und 12 000,– DM / sFr.

Magenverengung – das Banding

Der Magen wird bei einem operativen Eingriff durch ein Band (daher «banding») künstlich verkleinert. Der Patient kann danach nur noch wesentlich kleinere Mengen Nahrung aufnehmen, da das Sättigungsgefühl recht schnell eintritt. Abgesehen von den möglichen Risiken des operativen Eingriffs handelt es sich für Personen mit schwerer Fettsucht um eine mögliche Alternative, das Problem in den Griff zu bekommen. Bei leichtem und mittlerem Übergewicht wird die Operation nicht durchgeführt.

Sich neu verlieben – die natürliche Variante

Verlieben Sie sich, und Ihre Hormone sorgen dafür, dass Sie automatisch Fett verlieren. Je heftiger es Sie erwischt hat, umso mehr Fett verlieren Sie. Der Effekt ist ähnlich wie bei der Thermogenese, Ihr Körper läuft permanent auf Hochtouren.

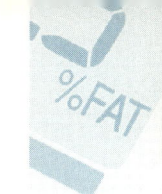

Leider klingt der Effekt ab, sobald die Beziehung anfängt sich zu stabilisieren bzw. zu etablieren. Und danach geht ja bekanntlich die Liebe durch den Magen … (und landet an den Fettpolstern ? ?).

SERVICETEIL

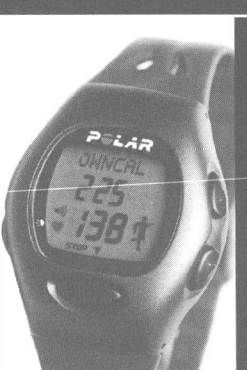

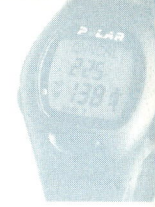

Generelle Informationen zur Petersen-Methode erhalten Sie auch im
Internet unter den Adressen www.burnfett.com oder www.burnfett.ch

BEZUGSQUELLEN KÖRPERFETTMESSGERÄT – BODY FAT MONITOR

BRD:

NAIS Wellnesslife GmbH
Hansaallee 201
D-40549 Düsseldorf
Tel. (0211) 5 95 17-0
www.nais.de

Schweiz:

Lamprecht AG
Birchstraße 83
CH-8050 Zürich
Tel. (01) 3 18 73 11
oder unter www.burnfett.com

PULSUHREN DER M-SERIE

Die Pulsuhren der M-Serie zum Smart-Test können Sie bei einem
lizenzierten burn-FETT-Trainer oder hier beziehen:

Schweiz:

LMT Leuenberger Medizintechnik AG
Industriestraße 19
CH-8304 Wallisellen
Tel. (01) 8 77 84 85
Fax 01 8 77 84 99

BRD:

Polar Elektro GmbH Deutschland
Hessenring 24
D-64572 Büttelborn
Tel. (06152) 9236-0
Fax 06152 9236-20

Österreich:

Comesa GmbH
Baldassgasse 5
A-1211 Wien

Profi-Test (Laktatstufentest)

Der Laktatstufentest wird angeboten von:

Schweiz:

check-up AG
Römerstraße 176
CH-8404 Winterthur
Tel. (052) 2450555
Fax 052 2430559
E-Mail: info@check-up.ch
Internet: www.check-up.ch

Medizinisches Zentrum Bad Ragaz
CH-7310 Bad Ragaz
Tel. (081) 3033838

Medical Wellness Center Bad Zurzach
CH-5330 Zurzach
Tel. (056) 2652800
www.medical-wellness-center.ch

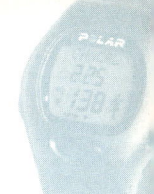

Morosani MED Fit Check
Morosani Post Hotel
CH-7270 Davos Platz
Tel. (081) 4 13 74 74
www.moresani.ch

BRD:

IAS Institut für Arbeits- und Sozialhygiene
Steinhäuserstraße 19
D-76135 Karlsruhe
Tel. (07 21) 8 20 40

Medizinisches Zentrum Parkhöhe
Hufelandstraße 18–20
D-34537 Bad Wildungen
Tel. (0 56 21) 70 30

MSG
Ärztehaus Peiner Str. 2
D-30519 Hannover
Tel. (05 11) 8 42 04-15

SKOLAmed GmbH
Höhenstraße 42
D-51588 Nümbrecht
Tel. (0 22 93) 9 11 50

Van Aken Privatinstitut
Manfred Jürgen
Tappenstraße 12
D-38640 Gosslar
Tel. (0 53 21) 27 88

Universität Hamburg
Institut für Sport & Bewegungsmedizin
Mollestraße 10
D-22085 Hamburg
Tel. (040) 45 00 01 40
www.profi-check.de

MAS Institut
Klosterstraße 79
D-50931 Köln
Tel. (02 21) 4 06 25 25
www.mas-training.de

Institut für Sportdiagnostik
Sprendlinger Landstraße 180
D-63069 Offenbach
Tel. (069) 83 83 86 91
www.sportdiagnostik.de

Institut für Präventiv- und Sportmedizin
Martin-Luther-Str. 3
D-70372 Stuttgart
www.sportklinik-stuttgart.de

energy lab
Imhofstr. 78 a
D-86159 Augsburg
Tel. (08 21) 2 59 42-0

Predia Sport
Virchowstr. 22
D-97072 Würzburg
Tel. (09 31) 8 60 62
www.predia.com

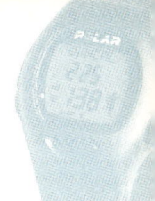

Österreich:

Institut für Sportmedizin
Auf der Schmelz 6
A-1150 Wien
Tel. (01) 4 27 72 87 01
www.sportmedizin.or.at

Reha-Sport
A-5252 Aspach 162
Tel. (07755) 69 01

Noene-Dämpfungseinlagen für Laufschuhe

BRD:

Noene Vertrieb Blessing
St. Johannesweg 6
D-79199 Kirchzarten
Tel. (07661) 98 19 77
Fax 07661 98 19 78

Schweiz:

Wirth Sport
Winkelriederstraße 25–27
CH-6003 Luzern
Tel. (041) 2 10 38 53
Fax 041 2 10 38 57

Österreich:

AKO san
Peter Handler
Schrändelgasse 6
A-7142 Illmitz/Bgld.
Tel. (0 21 75) 38 48

AUDIO-CD «DENK DICH SCHLANK»

Die Audio-CD «Denk dich schlank» erhalten Sie von einem lizenzierten burn-FETT-Trainer oder direkt unter www.burnfett.com für DM 38,–/sFr. 32,–.

VITALSTOFFDRINK ZUM «BURN FETT»-PROGRAMM

Der wohlschmeckende Drink enthält wichtige Fatburner und den Ballaststoff Inulin. Die Dose enthält 380 ml Pulver und reicht für etwa 30 Tage.

Rühren Sie mittags und abends circa eine Stunde vor dem Essen einen Messlöffel in ein Glas Wasser. Trinken Sie später zusätzlich weiteres Wasser, damit die Ballaststoffe nicht zu Verstopfungen führen. Preis DM 66,–/sFr. 55,–.

VITALSTOFFMIX «BURN FETT»

Sind Sie gelegentlich psychischen und/oder körperlichen Belastungen ausgesetzt, empfehlen wir Ihnen statt des Vitalstoffdrinks diese hochwirksame Vitalstoffmischung. Sie enthält die gängigen Fatburner und Antioxidantien in hoch dosierter Menge und retardierender Form. Die Dose enthält 314 ml Granulat und reicht etwa 30 Tage. Die Tagesdosis beträgt 6 g bzw. 10 ml.

Nehmen Sie morgens und abends je einen Teelöffel Granulat in einem Glas Orangensaft o. Ä. – einrühren und sofort austrinken! Preis DM 96,–/sFr. 80,–.

Inhaltsstoffe:

VITAMINE	TAGESMENGE
Vitamin A	1 mg
Vitamin B1	10 mg
Vitamin B2	10 mg
Vitamin B6	20 mg
Vitamin B12	30 µg
Beta-Carotin	8 mg

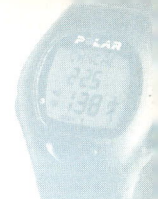

Biotin	50 µg
Vitamin C	1000 mg
Vitamin D3	5 µg
Vitamin E	400 mg
Folsäure	400 µg
Niacin	10 mg
Pantothensäure	20 mg

SPURENELEMENTE

Chrom	50 µg
Jod	50 µg
Kupfer	2 mg
Mangan	5 mg
Molybdän	50 µg
Selen	25 µg
Vanadium	50 µg
Zink	12 mg

MINERALSTOFFE

Magnesium	275 mg

QUASIVITAMINE

L-Carnitin	250 mg
Cholin	80 mg
Inositol	60 mg
PABA	20 mg

BIOFLAVONOIDE

Quercetin	400 mg
Garcinia Cambogia	500 mg

BALLASTSTOFFE

Guar	816 mg

Eine solche Mischung aus Einzelpräparaten zusammenzustellen kostet ein Vielfaches.

PROTEIN «BURN FETT»

Können Sie Ihre fettarme Eiweißzufuhr nur schwer sicherstellen, empfehlen wir Ihnen, sich mit einem Proteinpulver zu helfen. Das Protein «burn FETT» enthält alle essenziellen Aminosäuren wie z. B. Tryptoplan, Phenylalanin und Methionin. Das Aminosäuremuster wurde nach neuesten Studien zusammengestellt. Die Dose enthält 375 g Pulver (Geschmack: Banane, Erdbeere oder Vanille) und reicht für etwa 30 Tage. Die Tagesdosis beträgt 10–15 g. Ersetzen Sie von Zeit zu Zeit eine Mahlzeit mit einem Proteindrink (2–3 Messlöffel in 250 ml fettarme Milch oder Wasser einrühren).

Bitte nehmen Sie kein Proteinpulver, wenn Sie kein regelmäßiges Bewegungsprogramm durchführen und Ihre Ernährungsgewohnheiten beibehalten, denn dann landet das Eiweiß «on top» zu Ihren Pölsterchen! Preis DM 36,–/sFr. 30,–.

Das Protein können Sie ebenfalls bequem unter www.burnfett.com bestellen.

BUCHHINWEISE

Gesundheit ist Chefsache
O. Petersen & Dr. H. Egger
Arbeitshandbuch für Personalleiter und Unternehmensleitung
240 Seiten mit Audio-CD
ISBN 3 907601 15 7

Fit & top im Job
Ein Praxisleitfaden für jeden Berufstätigen
O. Petersen & Dr. H. Egger
Bewegung – Ernährung – Entspannung
120 Seiten
ISBN 3 706 40687 X

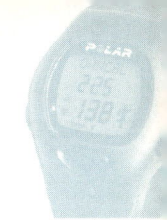

Lifepower – das Anti-Aging-Programm
O. Petersen
Alles über Strategien zum gesunden Altern
160 Seiten mit Entspannungs-CD
ISBN 3 499 61000 0

DIE ERSTEN 30 TAGE

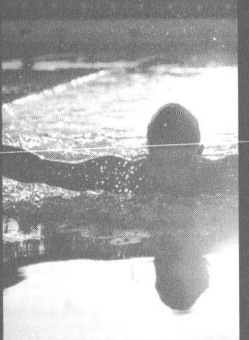

Ein Leitfaden für Ihr FATBURNER-Programm

Beim Durchlesen des Buches haben Sie sicher gemerkt: Der Teufel steckt im Detail. Da drängt sich zwangsläufig die Frage auf «Wo anfangen, was zuerst und was danach?».

Wir haben Ihnen einen kleinen Leitfaden zusammengestellt, in dem Sie die wichtigsten Elemente und Details für die ersten Wochen in chronologischer Folge wiederfinden. Dieser Vorschlag ist für absolute Bewegungsmuffel und Wiedereinsteiger gleichermaßen geeignet wie für Personen, die bereits etwas Sport treiben. Wenn Sie z. B. einmal wöchentlich Tennis spielen, turnen oder zweimal pro Woche in ein Fitnesscenter gehen, dann können Sie bedenkenlos Ihr FM-Training an den anderen Tagen durchführen. Das FM-Training dient dem Fettabbau, und Ihre anderen Aktivitäten sind Sport, Spaß und Spiel. Auch können Sie wesentlich mehr FM-Trainings durchführen als in dem Plan angegeben, der von dem absoluten Minimum ausgeht. Die Wochentage im Plan sind eher willkürlich gewählt – Sie können die Tage natürlich frei wählen.

FETT VERBRENNENDE TIPPS:

→ Stellen Sie nach den 30 Tagen Ihren eigenen Plan auf.
→ Legen Sie Ihre FM-Trainings und Ihr mentales Training in Ihrem Kalender vorher fest.
→ Kommen Sie zu einem für Sie geeigneten Wochenrhythmus.
→ Kontrollieren Sie Ihre Figur alle 30 Tage durch Messen.
→ Überprüfen Sie regelmäßig Ihren Wasserkonsum.

NAME:

Datum	Tag	morgens	mittags	abends	Bemerkungen
1.Woche					
	So	Tabelle Figurkontrolle ausfüllen	Ihr persönliches Ziel definieren	Den Inhalt des Kühlschranks auf wahren Fettgehalt prüfen – aussortieren!	
	Mo		2 Glas Wasser 1h vor dem Essen extra trinken	Pulsuhr besorgen mit Smart-Test (alt. Termin für Laktattest)	Nach Bedarf Vitalstoffe besorgen und täglich zuführen
	Di	Wasserdepots am Arbeitsplatz anlegen	2 Glas Wasser 1h vor dem Essen extra trinken		
	Mi		40 Min. lockerer Mittagsspaziergang		
	Do		2 Glas Wasser 1h vor dem Essen extra trinken	Mit der Pulsuhr vertraut machen	
	Fr			Musik bzw. CD aussuchen für mentales Training	Freier Tag – essen, was Spaß macht!
	Sa	Smart-Test durchführen	Eiweißdrink besorgen		
2.Woche					
	So	45 Min. FM-Training Nüchtern!			
	Mo			Mentales Training Denk dich schlank	
	Di			Abendessen durch Proteindrink ersetzen	Kommen Sie bereits auf 2 Liter Wasser pro Tag?

Datum	Tag	morgens	mittags	abends	Bemerkungen
	Mi		45 Min. FM-Training in der Mittagspause		
	Do			Abendessen durch Protein-drink ersetzen	
	Fr			Entspannungs-übung direkt nach dem Job	Freier Tag – essen, was Spaß macht!
	Sa			Abendessen durch Protein-drink ersetzen	
3.Woche					
	So	60 Min. FM-Training Nüchtern!			
	Mo			Mentales Training Denk dich schlank	
	Di			Abendessen durch Protein-drink ersetzen	Trinken Sie mehr als 2 Liter Wasser pro Tag?
	Mi		45 Min. FM-Training in der Mittagspause		
	Do			Abendessen durch Protein-drink ersetzen	
	Fr			Entspannungs-übung direkt nach dem Job	Freier Tag – essen, was Spaß macht!
	Sa	45 Min. FM-Training Nüchtern!		Abendessen durch Protein-drink ersetzen	
4.Woche					
	So	60 Min. FM-Training Nüchtern!			

Datum	Tag	morgens	mittags	abends	Bemerkungen
	Mo			Mentales Training Denk dich schlank	
	Di			Abendessen durch Protein-drink ersetzen	Trinken Sie mehr als 2 Liter Wasser pro Tag?
	Mi		45 Min. FM-Training in der Mittagspause		
	Do			Abendessen durch Protein-drink ersetzen	
	Fr			Entspannungs-übung direkt nach dem Job	Freier Tag – essen, was Spaß macht!
	Sa			Abendessen durch Protein-drink ersetzen	
5.Woche					
	So	45 Min. FM-Training Nüchtern!	2. Spalte Tabelle Figurkontrolle ausfüllen!!		
		60 Min. FM-Training Nüchtern!		Mentales Training Denk dich schlank	

So, jetzt sind Sie dran!

Wir wünschen Ihnen viel Erfolg mit dem burnFETT-Programm und ein gesundes und vor allem erfülltes Leben.

Schreiben Sie uns, wenn Sie mit der Petersen-Methode Erfolg haben!

fit im job AG, Abt. burnFETT, Postfach, CH-8404 Winterthur

DIE AUTOREN

DIE AUTOREN

Ole Petersen, dänischer Abstammung, geboren 1961, studierte Betriebswirtschaft in Düsseldorf und war bis zum 30. Lebensjahr Nichtsportler, starker Raucher und leicht übergewichtig.

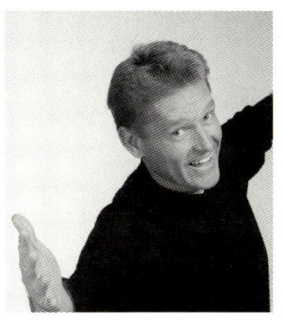

Er organisierte dann im eigenen Betrieb Laufgruppen, begann 1989 mit Triathlon und absolvierte in den Jahren 1991 bis 2000 neben Beruf und Familie über 40 Ironman. Ole Petersen ist seit 1994 deutscher Rekordhalter auf der doppelten Ironmen-Distanz mit 21:51 h. Er hat somit alle Phasen und Leiden vom rauchenden Bewegungsmuffel bis hin zum Ultra-Triathlet der Weltklasse durchlebt. Bekannt ist Petersen auch als Autor der erfolgreichen Bücher «*Lifepower*», «*Marathon*» und «*Ironman*» sowie der Managementtitel «*Gesundheit ist Chefsache*» und «*Fit & top im Job*». Das im Buch vorgestellte Programm wurde auch bekannt als die Petersen-Methode.

Sonia Goretzki, polnischer Abstammung, wurde mit 14 Jahren übergewichtig und versuchte mit 17 verschiedenen Diäten und Hungerkuren das Problem zu lösen. Erst durch ein gezieltes Bewegungsprogramm und Umstellung der Ernährung nahm sie 13 kg ab und hielt bis heute ihre schlanke Figur.

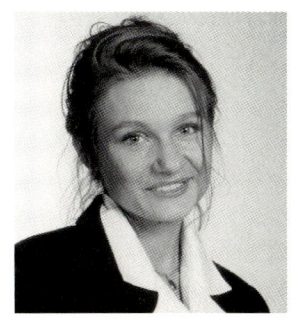

Sie ist Ernährungs- und Vitalstoffspezialistin und erarbeitete die Ernährungsmaßnahmen des «burn FETT»-Programms. Als Programmleiterin «burn FETT statt burnout®» betreut sie die lizenzierten Trainer.

Goretzki und Petersen führen zusammen mit Dr. med. Hansruedi Egger in Winterthur das auf Gesundheitsförderung und Leistungsdiagnostik spezialisierte Unternehmen fit im job AG, welches firmeninterne

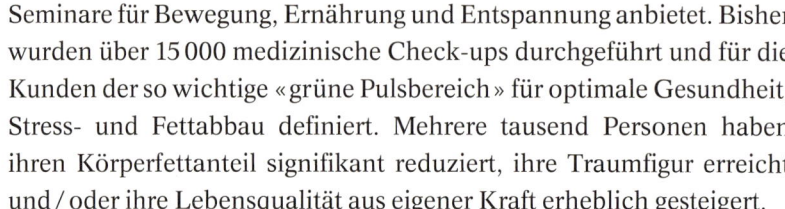

Seminare für Bewegung, Ernährung und Entspannung anbietet. Bisher wurden über 15 000 medizinische Check-ups durchgeführt und für die Kunden der so wichtige «grüne Pulsbereich» für optimale Gesundheit, Stress- und Fettabbau definiert. Mehrere tausend Personen haben ihren Körperfettanteil signifikant reduziert, ihre Traumfigur erreicht und / oder ihre Lebensqualität aus eigener Kraft erheblich gesteigert.

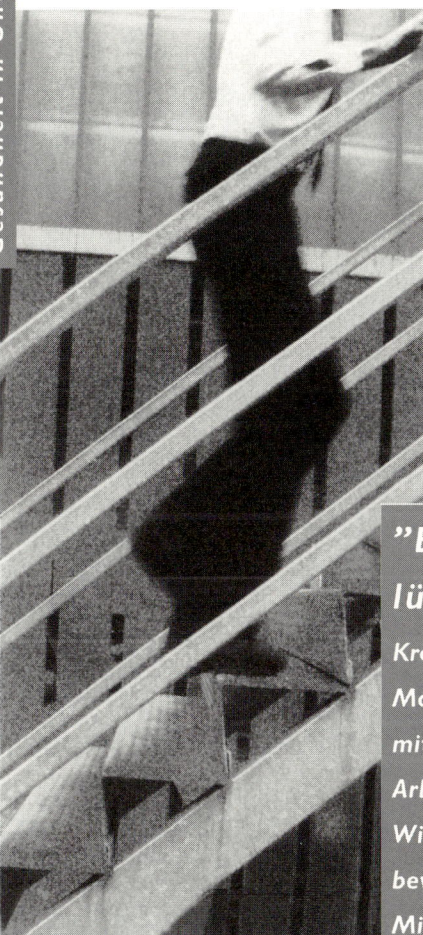
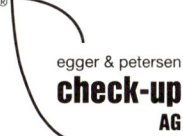

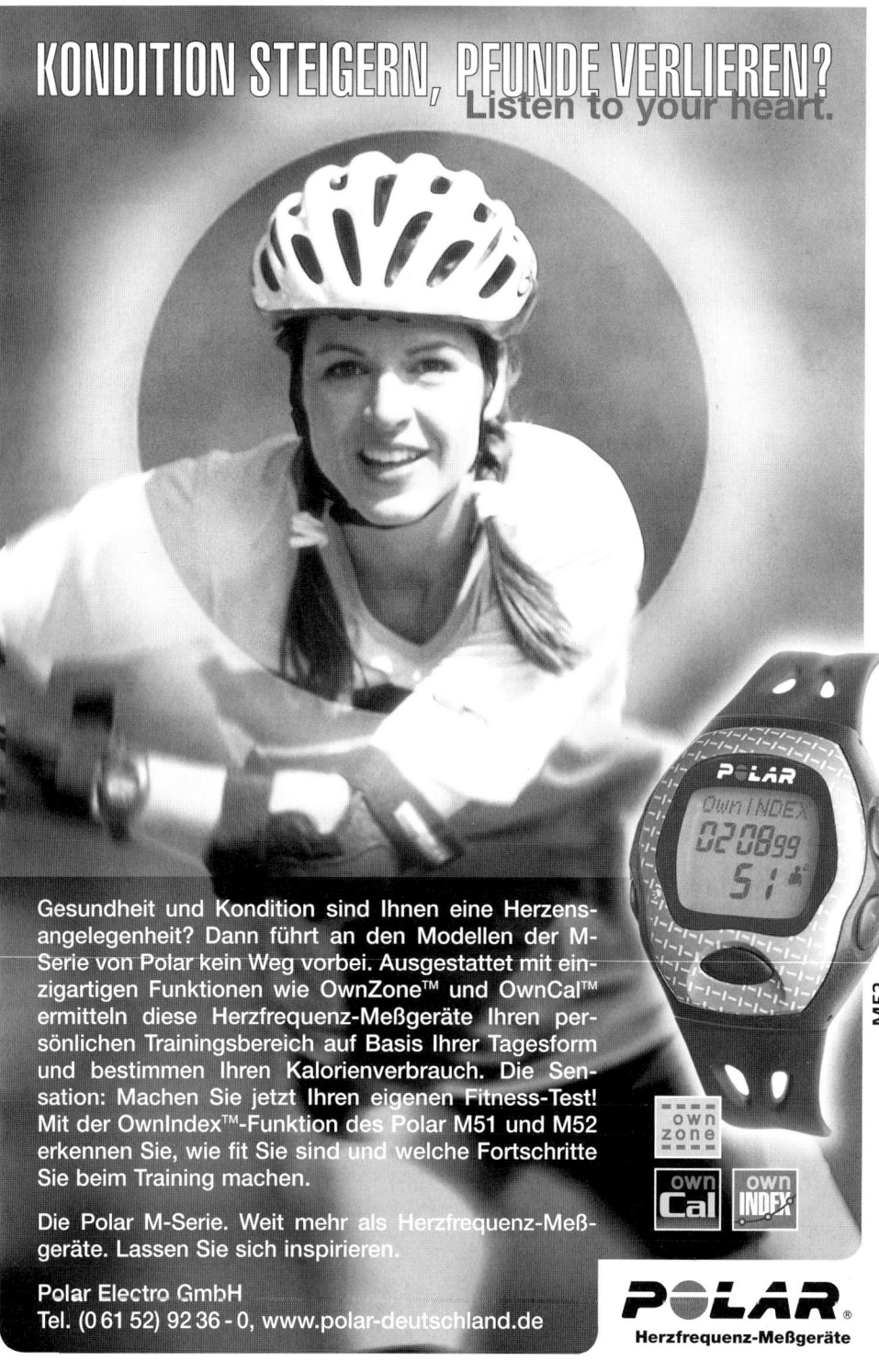